15분
기적의 코어운동

15분 기적의 코어운동

ⓒ 이규하, 2017

1판 1쇄 발행＿ 2017년 07월 30일
1판 3쇄 발행＿ 2020년 09월 20일

지은이＿ 이규하
펴낸이＿ 김미미

펴낸곳＿ 세림출판
　　　　　등록＿ 제2007-000014호

공급처＿ (주)글로벌콘텐츠출판그룹
　　　　　대표＿ 홍정표　**이사**＿ 김미미　**편집**＿ 김수아 권군오 이상민 홍명지　**기획·마케팅**＿ 노경민 이종훈
　　　　　주소＿ 서울특별시 강동구 풍성로 87-6　**전화**＿ 02-488-3280　**팩스**＿ 02-488-3281
　　　　　홈페이지＿ www.gcbook.co.kr

값 15,800원
ISBN 978-89-92576-81-9 13510

·이 책은 본사와 저자의 허락 없이는 내용의 일부 또는 전체를 무단 전재나 복제, 광전자 매체 수록 등을 금합니다.
·잘못된 책은 구입처에서 바꾸어 드립니다.

직장인 인생을 바꾸는 단 한가지 운동!

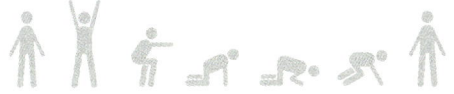

15분
기적의 코어운동

이규하 지음

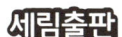

프롤로그

운동해야 살아남는다!

"운동하세요?"

많은 직장인들에게 운동을 하냐고 물어보면 십중팔구 이런 대답이 들려온다.

"운동해야 하는데, 시간이 없어서 못하고 있어요……."

직장인이 헬스장에서 1시간 운동한다고 생각해보자. 그러면 운동을 위해 1시간만 있으면 될까?

결론은 아니다. 1시간이 아니라 넉넉히 2시간 정도는 필요하다. 왜냐하면 운동하기 위해 준비하는 시간도 만만치 않기 때문이다. 이동하는 시간, 옷 갈아입는 시간, 샤워하는 시간이 생각보다 많이 차지한다. 심지어 어떤 경우는 배보다 배꼽이 더 큰 경우도 있다.

수면시간도 부족한 직장인이다. 그런데 하루 2시간을 운동에 할애할 사람이 과연 몇 명이나 있을까? 직장인에게 하루 2시간을 내는 것은 현실적으로 어렵다. 설령 시간을 투자한다고 해도 효율은 낮다. 실제로 운동한 시간은 1시간, 효율은 50%이다.

무슨 운동을 하든 준비하는 시간이 생각보다 길다. 준비하는 시간이 길면 길수록 운동효율은 점점 낮아진다. 건강을 위해 운동을 한다지만, 준비하는 시간이 길다면 지속성은 떨어지게 마련이다.

하지만,

운동시간이 15분이라면? 현실적으로 가능하지 않을까?!

운동효율이 100%라면? 지속적으로 실천할 수 있지 않을까?!

바쁜 직장인들에게 필요한 운동은 다음의 다섯 가지를 만족하는 운동이다.

첫째, 생존체력을 목표로 하는 운동

둘째, 누구나 쉽게 할 수 있는 운동

셋째, 언제, 어디서나 할 수 있는 운동

넷째, 운동효율이 높은 운동

다섯째, 운동효과가 많은 운동

여기에 추가로 운동비용이 제로라면 금상첨화다.

위 조건들을 모두 만족한다면, '혁신적인 운동', '기적의 운동'이라 해도 무방할 것이다.

여기 위의 조건을 모두 만족하는 운동이 있다.

바로 '15분 기적의 코어운동'이다.

15분 기적의 코어운동은 일상생활에 필요한 체력을 목표로 한다.

15분 기적의 코어운동은 5살 아이도 따라 할 수 있을 정도로 쉽다.

15분 기적의 코어운동은 때와 장소에 상관없이 할 수 있다.

15분 기적의 코어운동은 내가 있는 자리에서 바로 할 수 있기 때문에 운동효율이 100%이다.

15분 기적의 코어운동은 소비열량이 높고, 어깨와 목 스트레칭, 전신 근력 키우기, 마음 안정, 생각 활성화의 운동효과가 있다.

15분 기적의 코어운동은 장비 구입비, 레슨비, 시설 이용료, 교통비가 없기 때문에 운동비용도 제로다.

15분 기적의 코어운동으로 운동에 관한 '신선한 충격'을 일으키고 싶다.

누구나 쉽게, 언제, 어디서나 할 수 있으며 운동효율은 높고, 비용은 제로고, 몸과 마음의 건강과 더불어 생각까지도 활성화할 수 있는 운동이기 때문이다.

많이 먹을 수밖에 없는 환경과 운동 부족으로 비만율이 무섭게 증가

하고 있다. 이로 인해 생기는 여러 합병증의 빈도도 가파르게 상승하고 있다. 올바른 식습관과 함께 운동도 매일하지 않는다면 어느 누구도 성인병의 위험에서 벗어날 수 없다. 당신도 예외가 아니다.

이제는 120세 시대다. 마냥 이대로 살면 나중에 땅을 치고 후회할 것이다. 건강하게 살아가기 위해서 운동은 일상이 되어야 한다. 하루 3끼 밥 먹듯이 말이다.

이 책은 직장인들을 위한 책이다.

건강을 위해 운동하고 싶은 직장인, 다이어트를 위해 운동하고 싶은 직장인, 스트레스를 해소하기 위해 운동하고 싶은 직장인.

하지만 운동을 막상 시작할려니 무엇부터 해야될지 모르겠고, 운동시간은 어떻게 확보해야 하는지, 어떻게 해야 운동효율이 높은지, 어떻게 해야 작심삼일이 아니라 꾸준히 할 수 있는지 등 운동과 건강에 관심이 많은 직장인들을 위해 썼다.

이 책을 통해 직장인들의 건강이 조금이라도 회복된다면 필자는 행복할 것이다. 직장인들이 건강하면 가정과 직장이 건강해질 것이고, 나아가 우리나라가 그리고 세계가 건강해질 것이기 때문이다.

'15분 기적의 코어운동'이 범국민적인 운동이 되어 대한민국이 활기 넘치고, 건강한 나라가 되길 간절히 소망한다.

"내가 단 한 사람이라도 더 나은 삶을 살 수 있도록 도울 수 있다면 그것만으로도 내 인생이란 선물이 이유가 있음을 증명하기에 충분하다."

– 교황 프란치스코

2017년 7월 5일
건강한 대한민국을 꿈꾸는
이규하

15분
기적의
코어운동

목차

프롤로그 - 운동해야 살아남는다! __ 04

제1장 직장인 생존체력이 필요하다

1. 운동부족이 인생을 망친다 __ 15
2. 먹기만 하면 몸이 병난다 __ 25
3. 생활습관병은 시한폭탄이다 __ 32
4. 마음의 병이 더 위험하다 __ 45
5. 미래는 120세 시대다 __ 52
6. 변해야 산다! __ 55

제2장 직장인 몸이 경쟁력이다

1. 운동은 해결사다 __ 83
2. 몸이 먼저다 __ 99
3. 몸은 발전소다 __ 105
4. 하루의 시작은 운동이다 __ 108
5. 꽃보다 체력측정 __ 116
6. 평생운동이 답이다 __ 126

제3장 왜 기적의 코어운동인가?

1. 언제, 어디서나, 누구나 쉽게 할 수 있다 __ 139
2. 운동비용은 제로다 __ 142
3. 15분이면 된다 __ 145
4. 마음이 건강해진다 __ 155
5. 생각이 활성화 된다 __ 159

제4장 그럼, 코어운동은 뭐야?

1. 코어근육이 기본이다 __ 165
2. 코어운동의 효과와 4가지 구성요소 __ 183
3. 코어운동의 기본원리 __ 192
4. 코어운동의 레벨 __ 196
5. 코어운동은 절운동과 다르다 __ 201

제5장 누구나 쉽게 따라하는 코어운동의 5단계

0. 준비는 이렇게 __ 207
1. 1단계 - 양손 뒤로 돌려서 위로 올리기 __ 210
2. 2단계 - 엉덩이 뒤로 쭉 빼면서 앉기 __ 213
3. 3단계 - 양손 바닥 짚고 무릎 지면에 닿기 __ 217
4. 4단계 - 팔굽혀 펴기 __ 219
5. 5단계 - 무릎 지면에서 떼고 양손 밀어서 일어나기 __ 221
6. 마무리는 이렇게 __ 224

제6장 15분 코어운동이 가져다 주는 놀라운 효과

1. 전신운동효과 - 132kcal __ 233
2. 스트레칭 효과 - 어깨 스트레칭 150회, 목 스트레칭 150회 __ 239
3. 근력운동효과 - 팔굽혀 펴기 150회, 양손 밀기 150회, 앉았다가 일어나기 150회 __ 245
4. 마음안정 효과 - 명상 15분 __ 249
5. 생각활성 효과 - 독서 15분 __ 255

부록

1. 코어운동을 하기 위한 시간을 만드는 3가지 Tip! __ 259
2. 코어운동을 꾸준히 하게 만드는 7가지 Tip! __ 269

에필로그 - Why Not Now? Do It Now! __ 280
감사의 글 __ 283

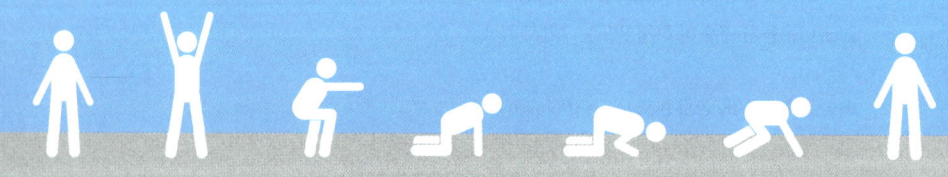

제1장

직장인 생존체력이 필요하다

15분
기적의 코어운동

신이 인간에게 준 성공에 필요한 두 가지 도구는 교육과 운동이다.
둘은 함께 추구해야만 완벽함에 이를 수 있다.

— 플라톤

1 운동부족이 인생을 망친다

어느 직장인의 이야기

2013년 7월 어느날 아침이었다. 출근 준비를 위해 포근한 이불 속에서 일어나려는 찰나였다. 상체를 세우려고 했는데 다시 침대로 철푸덕했다.

"이게 뭐지? 왜 못 일어나는 거야??"

두 눈에는 남산같이 솟아 오른 배가 떡하니 보인다. 그렇다. 심각한 복부비만 때문에 제대로 일어날 수 조차 없었던 것이다. 두 다리를 조금 들고 내리며 한 손은 바닥을 밀고, 반대편 손은 다리를 향하면서 겨우 상체를 세웠다. 호흡은 가빴다. 이제는 침대에서 일어나는 것 조차도 버거운 것이다.

다른 일상생활도 별반 다를 게 없었다. 몸을 조금만 움직여도 숨이 턱까지 찼다. 무릎관절도 아프다고 신호를 보낸다. 운동은 안 하고, 지탱할 체중은 늘기만 하니 당연한 결과다.

몸뚱아리 하나 제대로 못 다루니 활동반경이 점점 좁혀졌다. 몸은 더 쉽게 피곤해지는 반면 회복은 더디어졌다. 악순환이다. 악순환의 결과는 대사증후군으로 나타났다. 복부비만, 고혈압, 고지혈증….

언제 큰 병이 터질지 모를 시한폭탄을 안고 생활한다. 하루를 전전긍긍하며 보내는 어느 직장인의 모습이다.

여기 소개된 한 직장인의 이야기는 이 글을 쓰고 있는 저자의 4년전 이야기이다.

생존체력이라는 단어가 있다. 사전적 의미로 '살아남기 위한 육체적 활동을 할 수 있는 몸의 힘 또는 질병이나 추위 따위에 대한 몸의 저항 능력'을 말한다.

이 당시 나의 생존체력 수준은 거의 바닥이었다. 그러면 일반 직장인들의 생존체력 수준은 어떠할까?

하루가 바쁜 직장인들의 일상을 통해서 생존체력 수준을 판단해 보자.

직장인들의 일상

"띠리링~! 띠리링~!"

기상 알람 소리다. 하지만 다시 이불을 뒤집어 쓴다. 몇 분이 지났다.

출근을 위해 마지못해 일어난다. 몸은 천근만근이다. 마음 같아선 휴가 내고 하루 편히 쉬고 싶다.

'월요병'으로 월요일 아침이면 더 그렇다. 하지만 졸린 눈을 비비며 씻으러 간다. 피곤한 몸으로 움직이다 보니 동작이 굼뜬다. 느릿느릿 옷을 입고 시간을 보니 출근시간이 빠듯하다. 아침식사는 오늘도 건너뛴다. 바삐 걸음을 재촉해 지하철로 간다. 출근길 지하철 안은 항상 만원이다. 피크 시간대에 걸리면 쫑겨서 타기 일쑤이고, 그것도 안 되면 다음 열차를 타야 한다. 빈 속에, 출근길에서 한 시간 정도 사람들과 한바탕 씨름하고, 회사에 오면 "휴~ 힘들다…" 하는 소리가 절로 나온다.

오전 업무에 열중한다. 점심시간이 가까워질수록 몸은 밥 달라고 난리다. 그래서 점심은 과식으로 이어지기 쉽다. 허기진 배를 든든하게 채운다. 후식으로 커피 한 잔 마시면서 잠시나마 휴식시간을 갖는다.
이어서 오후 업무가 시작된다. 오후에는 주로 회의가 많다. 회의를 마치고 자리에 오면 쌓여 있는 메일이 나를 반긴다. 메일 확인, 회신, 기타 업무를 하다보면 퇴근 시간을 넘기기가 쉽다.

야근을 안 하는 날은 회식이 기다리고 있다. 한두 잔 소맥으로 목을 축인다. 다음은 소주를 주축으로 본격적인 회식이 시작된다. 1차는 소주를 마셨으니, 2차는 맥주를 마신다. 보통 2차가 끝나면 10시 전후다. 발걸음을 집으로 돌린다. 퇴근길 지하철도 출근길과 다름없다. 집에 도착하면 11시, 아내와 아이들은 꿈나라다. 씻고 간단한 주전부리를 들고 쇼파로 향한다. TV를 보면서 나름 휴식시간을 갖는다. 좋아하는 TV 프로그램 한두 개 보다 보면 시간은 어느새 12시를 훌쩍 넘어 버린다. 마음 같아서는 더 보고 싶지만 내일 출근을 위해 잠자리에 든다.

사정이 이렇다 보니 평일은 가족들과 보내는 시간이 거의 없다. 그래서 주말은 가족과 함께 보낸다. 불금이라 TV를 늦게까지 보고 잔 토요일 아침은 어김없이 아이들이 놀아 달라고 깨운다. 몸은 더 자고 싶지만 평일에 못다한 아빠 노릇을 해야 하기에 무거운 몸을 일으켜 세운다.

토요일은 가까운 곳에 나들이도 가고, 외식도 한다. 연휴가 끼어 있는 주말은 멀리 다녀오기도 한다. 일요일은 청소, 빨래, 분리수거, 장보기 등 집안일 위주로 하면서 쉰다. 하지만 쉬는 게 쉬는 게 아니다. 아침식사 하고, 빨래, 청소, 분리수거 하다보면 점심시간이고, 점심먹고 애들과 조금 놀아주고, 장 보고 집에 오면 벌써 저녁 먹을 시간이다. 저녁식사 이후에는 가족들과 함께 TV를 보면서 주말의 아쉬움을 달랜다. 하지만 출근을 해야 되는 주말이나 경조사가 있는 주말이면 주말은 정말 주말이 아니다. 평일보다 더 바쁘고, 피곤하고, 정신없다.

건강을 위해 주말 운동을 시작해보기도 하지만 꾸준히 하기가 정말 쉽지 않다. 운동을 할려고 하면 꼭 변수가 생긴다.

이 책을 읽고 있는 독자들의 삶도 이와 크게 다르진 않을 것이다. 그러면 이렇게 하루를 보낸 직장인들의 신체 활동량은 얼마나 될까?

직장인들의 신체 활동량

사무실에 근무하는 직장인의 경우, 의자에 앉아 보내는 시간이 하루 평균 13시간이라는 통계가 있다. 사무실에서, 식당에서, 집에서 등 의자에 앉아 있는 시간을 모두 고려한다면 충분히 가능한 시간이다. 의자에 앉아 있는 동안 주로 손을 사용한다. 그러면 앉아 있는 동안 소비한 열량은 얼마나 될까?

소비한 열량은 계산을 하기가 무색할 정도로 낮다. 소비열량은 사용되는 근육량과 강도, 지속시간에 비례한다. 많은 근육이 사용될수록, 강도가 높을수록, 지속시간이 길수록 소비열량은 높아진다. 그리고 작은 근육 보다는 큰 근육을 사용하는 움직임이 효율면에서 좋다. 대략 신체 근육의 70%가 하체에 있고, 하체에서 큰 근육은 엉덩이 근육과 허벅지 근육이다. 따라서 효율적으로 소비열량을 높이려면 상체보다는 하체를 사용해야 하고, 그 중에서도 큰 근육이 있는 엉덩이 근육과 허벅지 근육에 집중해야 한다.

앉아 있는 자세는 하체의 움직임이 거의 없고, 상체 중에서도 작은 근육인 팔과 손가락들이 주로 사용된다. 강도가 지극히 낮기 때문에 소비열량은 낮을 수밖에 없다.

　의자에서 앉아서 보내는 시간과 침대에서 누워서 보내는 시간을 제외한다면 나머지 시간은 두 발로 서서 보내는 시간이다. 서 있는 대부분의 시간은 이동하면서 보낸다. 출근을 하기 위해서, 식사하기 위해서, 화장실 가기 위해서 등 우리는 무엇을 하기 위해서 그곳으로 이동한다.

　승용차로 출근할 때 얼마나 걸을까? 현관문에서 나와 엘리베이터를 이용하여 주차장까지 걷기 - 200보 전후, 회사 주차장에 도착하여 엘리베이터를 이용하여 사무실까지 걷기 - 200보 전후이다. 퇴근도 동일하게 고려한다면 자가용으로 출퇴근시에 걷는 양은 800보 정도다.

　다음은 대중교통을 이용하는 경우다. 현관문에서 나와 엘리베이터를 이용하여 제일 가까운 버스 정류장 또는 지하철 승강장까지 걷기 - 750보 전후, 회사 인근 승강장에서 회사 건물까지 걷기 - 750보 전후이다. 퇴근도 동일하게 고려한다면 대중교통으로 출퇴근시에 걷는 걸음수는 3,000보 정도다.

　하루 사무실에서 걷는 양이 1,000보, 각종 모임에 따른 추가 이동량과 집에서 걷는 양, 기타 걷는 양을 1,500보라고 가정했을 때, 자동차로 출근하는 경우는 3,300보, 대중교통을 이용하는 경우에는 5,500보이다.

　의학전문기자이자 강연가로 유명한 홍혜걸씨는 건강을 위해서 하루 최소 8,000보는 걸어야 한다고 주장한다. 그러면 하루 세끼 식사 칼로리와 혈관안의 찌꺼기를 태워 혈관을 맑고 깨끗하게 유지할 수 있다고 한다. 그 결과, 비극적인 질병인 뇌졸중과 심장병을 예방할 수 있다고 얘기한다.

하루 8,000보 기준을 적용했을 때, 승용차를 이용하는 경우는 41%, 대중교통은 69%이다. 평일에도 부족한 걷기 양, 주말이 되면 더욱 더 달성하기가 어렵다. 왜냐하면 주말에는 주로 자가용으로 이동하는 경우가 많기 때문이다. 그리고 실외에서 활동한다고 해도 특별히 운동을 하지 않은 이상 평일 수준에 크게 못 미친다. 필자도 주말에는 평일 걸음수에 절반도 안 되는 날들이 많다.

왜 이렇게 걷는 양이 부족할까?

바로 자동차, 엘리베이터, 에스컬레이터와 같은 이동수단을 이용하기 때문이다. 자동차의 이용이 많으면 많을수록 걷는 양은 부족해질 수밖에 없다. 자동차가 우리의 두 발을 대신해주기 때문이다. 엘리베이터와 에스컬레이터도 마찬가지이다. 건물에 들어오면 눈에 가장 잘 보이는 곳에 엘리베이터, 에스컬레이터가 있다. 엘리베이터와 에스컬레이터를 대신하여 계단을 이용하는 사람은 과연 몇 사람이나 될까?

여기 쉽게 판단할 수 있는 방법이 있다. 지하철의 에스컬레이터와 바로 그 옆에 있는 계단을 관찰해보면 된다. 3층 이상 높이의 에스컬레이터와 계단이 설치된 곳을 주시해 보자. 계단은 간혹 한두 명만 오르내리고, 에

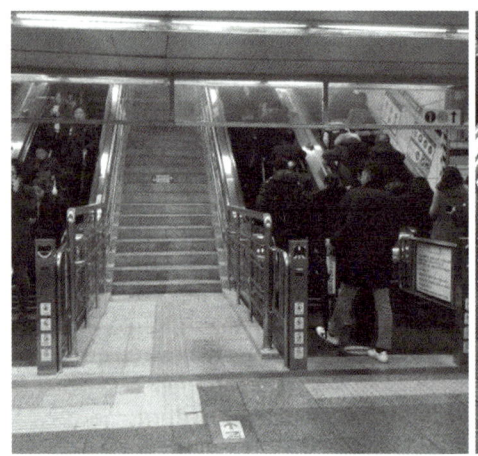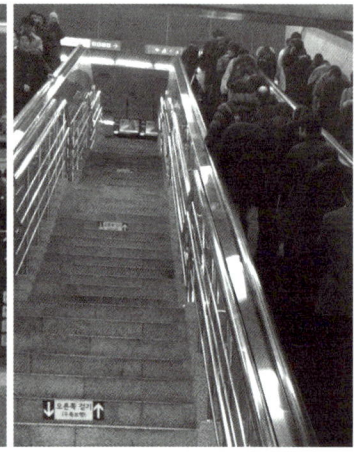

출퇴근 지하철 에스컬레이터와 계단

스칼레이터는 항상 만원이다.

1km 내외의 거리는 걸어 다니고 건물 안에서 계단을 이용하는 대신 왜 사람들은 자동차, 엘리베이터, 에스컬레이터를 이용할까?

바로 빠르고 편리하기 때문이다. 빠름과 편리함 때문에 신체 활동량은 급격히 줄어들었다. 사람들은 이동할 때 움직임을 최소화한다. 대중교통을 이용할 때, 먼저 마을버스를 타고, 일반버스로 환승하거나 지하철로 환승한다.

이렇게 직장인들의 적은 신체 활동량은 지속된다. 반면에 먹는 양은 줄지 않는다. 회식하는 날은 한마디로 칼로리 폭탄이다. 그리고 40대 이후로 근육이 매년 1% 감소함과 맞물려 직장인들의 체력은 시간이 갈수록 떨어지고 있다. 근육이 감소하면 체중은 늘어날 수밖에 없다.

왜냐하면 근육과 지방의 하루 소비 열량이 적게는 15배, 많게는 30배까지 차이가 나기 때문이다. 『웰니스: 뇌를 바꾸는 운동 혁명』(KBS스포츠취재제작팀, 박수현 지음), 261 page에는 아래 내용이 기술되어 있다.

'근육 500g은 하루에 75~150kcal를 사용하지만, 지방 500g은 하루에 단 5kcal의 에너지만 사용한다.'

시간이 지날수록 근육은 감소하고 섭취량이 많아진다. 그 결과, 직장인들의 체중은 늘어만 간다. 허리둘레는 점점 늘어나 복부비만을 넘어 풍선처럼 부풀어 오른다. 하지만 다리와 팔은 점점 더 가늘어진다. 지탱해야 할 몸은 커지는데 근육은 줄어드니 당연히 체력이 떨어진다. 이제는 걷기도 힘들어진다. 무릎통증이 신호를 보내기 때문이다. 계단을 올라가는 것은 더욱 힘들어진다. 몇 계단만 올라도 숨이 턱까지 차오른다.

사무실에서 이런 경험은 다들 해 봤을 것이다. 물을 마실려고 정수기 레버를 뒤로 밀었는데 물이 안 나온다. 생수통에 물이 다 떨어진 것이다. 생수통을 바꿔 끼워야 한다. 생수통의 용량은 18.9L, 즉 18.9kg이다. 이것을 바닥에서 가슴 높이까지 들고 꼽을려니 불안하다. 왠지 교체하다가 허리를 삐끗할 것 같다. 덜컥 겁이 난다. 그래서 다른 정수기가 있는 곳으로 가거나 체력이 좋은 사원을 불러 교체하게 한다.

가정에서는 '이번 주말에는 아이들과 마음껏 놀아주리라'라고 늘 다짐만 한다. 왜냐하면 아이들과 놀아주다 보면 나의 체력은 금새 고갈되기 때문이다. 그리고 무엇을 해도 곧 피곤해지는 반면에, 회복은 더디어진다. 수면의 질도 나빠져 면연력도 함께 떨어지게 된다. 악순환이다. 바로 직장인들의 생존체력에 적신호가 켜졌다.

의도적으로 신체 활동량 늘리기

이제부터는 의도적으로 '빠르고 편리함' 대신 '느리고 불편함'을 선택해야 한다. 그래서 신체 활동량을 늘려야 한다. 신기하게도 늘어난 신체 활동량에 따라 몸은 바로 반응한다. 활발해지고, 열정적인 삶을 살아갈 수 있다.

그렇기 때문에 열정적인 삶을 살아가는 대부분의 사람들은 느리고 불편함을 선택한다. 출근할 때도 의도적으로 걷는 양을 늘린다. 가장 가까운 정류장이 아닌 가장 먼 정류장을 선택하기도 하고, 한두 정류장 전에 미리 내려서 걷기도 한다. 엘리베이터 대신 계단을 이용한다. 내 몸을 더 사용한 만큼 더 활력이 넘치는 것을 알기에 기꺼이 '느리고 불편함'을 선택한다.

2
먹기만 하면 몸이 병난다

You are what you ate.

당신이 먹었던 것이 바로 당신이다. 지금까지 내가 먹었던 것이 현재 나의 몸이다. 지금 내 몸매는 그동안 내가 먹었던 것을 그대로 보여준다. 달고, 기름지고, 인스턴트 식품 등 고칼로리 위주의 음식을 먹었다면 비만형이 많을 것이다. 반면, 자연식 위주의 식단에, 적당량에, 영양소를 균형 있게 섭취했다면 건강형이 많을 것이다.

직장인들은 음식에서 자유로울 수가 없다. 점심식사와 저녁식사로 먹는 것들은 대부분 기름지고, 달고, 맵고, 짜고 등 자극적인 음식들이 많기 때문이다. 여기에 회식이 추가된다. 소주 한 잔에 60kcal, 맥주 500ml 한 잔에 185kcal이다. 이와 함께 먹는 안주들은 일일이 열량을 거론할 필요가 없을 정도로 고열량의 음식들이다. 섭취하는 열량이 높다보니 한 해가 바뀔수록 직장인들의 허리띠 버클은 점점 뒤로 밀려나게 마련이다.

몸이 비만해지면 각종 성인병에 걸릴 확률이 비약적으로 높아진다. 동맥경화, 고혈압, 고지혈증, 당뇨병, 심근경색, 골다공증 등에서 안전할 수 없다. 그리고 성인병에 걸리면 한 가지가 아니라 두세 가지가 함께 오는 경우가 많다. 성인병의 여러 질환이 한꺼번에 나타나는 상태를 '대사증후군'이라고 한다. 대사증후군 정도가 심해지면 중풍, 악성종양, 각종 암, 심장병 등으로 진행된다. 따라서 직장인들은 비만을 보다 적극적으로 관리해야 한다.

어떤 이는 이렇게 말한다.
"내가 먹고 싶은 거 먹고, 운동을 많이 하면 괜찮아."
정말 그럴까? 아무리 운동을 열심히 해도 운동으로 소비한 열량은 음식으로 섭취한 열량을 따라 갈 수가 없다. 비슷한 정도가 아니라 음식이 월등하다.

운동 20%, 음식 80%

혹자는 1대 9라고 주장한다. 중요한 것은 다이어트에는 운동량 보다 섭취하는 음식량에 더욱 신경을 써야 한다.

체중 70kg의 사람이 보통 속도로 한 시간 걷기운동을 했다. 이때 소비되는 열량은 대략 250kcal이다. 치즈케이크 한 조각 열량은 330kcal, 카페모카 한 잔은 400kcal, 라면 한 개는 500kcal, 공기밥 한 공기는 300kcal이다. 걷기운동 한 시간 하고, 치즈케이크에 카페모카를 마셨다면 섭취한 열량은 730kcal이다. 또는 라면에 공기밥을 먹었다면 800kcal이다. 음식 섭취하는 데 걸리는 시간은 고작 15분 남짓. 음식 먹는 시간은 걷기운동 시간의 1/4에 불과하지만 섭취하는 열량은 무려 3배나 된다. 게임이 안 된다.

그래서 식단 조절이 없는 다이어트는 실패할 수밖에 없다. 그만큼 음식 조절이 다이어트에 절대적이다. 비만인 사람들은 식단 조절을 우선적으로 해야 한다. 그렇다고 운동을 안 하면 안 된다. 운동은 다이어트보다 더 중요한 의미를 포함하고 있기 때문에 반드시 이 두 가지를 병행해야 한다.

직장인들의 문제는 신체 활동량에 비해 많이 먹는데 있다. 몸은 정직하다. 하루에 먹는 음식의 칼로리가 소비하는 칼로리보다 높으면 잉여 열량은 고스란히 체내 지방으로 쌓인다. 체내 지방량이 늘어날수록 체중은 증가한다. 하루하루 조금의 차이가 누적이 되어 비만이 된다.

해결책으로 매끼 식사량을 절반으로 줄이거나 아침 또는 저녁을 의도적으로 거른다. 하루 식사량을 급격히 줄였으니, 며칠이 지나면 체중과 뱃살 둘레가 눈에 띄게 줄어든다. 하지만 과도한 처방은 지속되지 못한다. 결국 폭식한다. 한 번 풀린 식욕은 걷잡을 수가 없다. 포만감이 느껴질 때까지 눈에 보이는 이것저것들을 먹는다. 다 먹고 나서 후회하고 자책하지만 이미 때는 늦었다.

우리 몸의 적응능력은 뛰어나다. 음식 섭취가 규칙적으로 이뤄지지 않을 경우 몸은 비상 사태를 선포한다. 몸에서 연료 사용량이 높은 근육들을 먼저 내보낸다. 근육이 줄어들면 자연적으로 기초대사량도 낮아진다. 그리고 앞으로 섭취하는 음식물을 에너지가 큰 지방 형태로 저장한다. 지금부터 있을 비상 사태에 대비해야 하기 때문이다.

근육은 줄고 체지방은 늘어만 간다. 하루 두 끼 또는 식사량을 1/2로 줄여 체중은 감량했지만 몇 번 폭식을 하게 되면 체중이 금방 원상태로 돌아오는 현상은 이와 같다. 일명 '요요현상'이다. 요요현상이 안 좋은 것은 요요현상이 반복될 때마다 몸에서 근육은 점점 줄고, 체지방은 늘어나는 데 있다. 쉽게 말해 점점 살이 찌기 쉬운 체질로 바뀐다.

다음 해결책으로 운동을 한다. 운동은 건강과 다이어트에 필수 조건임을 누구나 안다. 집 또는 회사 근처 헬스장을 등록한다. 운동 초반은 다들 열정이 하늘을 찌른다. 충만하다 못해 오히려 넘치고도 남는다. 불타오르는 열의로 그동안 축척된 지방 덩어리들을 모두 태워 버리고자 안간힘으로 운동한다. 오늘 당장 끝장 볼 것처럼 말이다. 실제로 운동을 하고 나서 체중을 측정해보니 운동 전보다 1kg 정도 줄었다.

"야호!"

환호성을 지른다. 곧 날씬한 몸매를 보게 될 것이라는 기대에 가득 차 있다. 하지만, 운동 전과 후의 체중 변화는 대부분 체내 수분 감소량이다. 수분을 보충하게 되면 체중은 원상태로 복귀한다. 하루 운동하고 체내 지방이 감소한 수치는 정말 미미하다.

그리고 지나친 운동은 강한 식탐을 유발한다. 여기에 보상심리도 한 몫한다.

'헬스장에서 운동 많이 했잖아'
'운동하고 나서 필요한 영양소는 보충해야지, 그래야 근육이 잘 생기지'
'이 정도는 먹어도 괜찮아'

'이 정도'를 먹고 나면 또다른 것이 눈에 들어온다. 결국 배가 부를 때까지 먹게 되는 게 다반사다. 먹고 나서 후회하지만 그래도 운동했다는 것에 위안을 삼는다.

문제는 다음날이다. 일어날 때 온몸이 구석구석 얻어맞은 것처럼 근육통이 나를 괴롭힌다. 몸을 움직일 때마다 욱씬 각씬 통증이 느껴진다. 근육통으로 며칠 쉰다. 조금 괜찮아지면 헬스장에 가서 러닝머신 위를 걷는다. 이러기를 몇 번 반복한다. 지불한 돈이 아까워서 몇 번 더 나간다. 운동을 하고 있지만 운동으로 소비한 열량보다 더 많이 먹었기 때문에 뚜렷한 변화가 없다. 마음 같아서는 체중이 뚝! 뚝! 떨어져야 하는데 현실은 그렇지 못하다. 오히려 체중은 운동 전보다 늘었다. 줄어들어야 마땅한데 늘어난 수치를 두눈으로 확인하는 순간, 운동을 지속하고자 하는 의욕은 땅으로 곤두박질친다. 일주일에 한 번 갈까 말까 하다가 결국 중도 하차한다.

다이어트는 운동과 더불어 반드시 음식 조절을 함께 해야 한다. 하지만 꾸준히 실천하기가 정말 어렵다. 그래서 다이어트의 성공률이 1%도 안 된다는 말이 있는 것이다.

왜 다이어트의 성공률은 1%도 안 되는 것일까?

'과유불급(過猶不及)'

그 이유는 과유불급이다. '정도를 지나침은 미치지 못함과 같다'를 뜻하는 사자성어다. 짧게는 몇 년, 길게는 몇 십 년 동안 만들어진 몸이다. 그런데 불과 며칠 만에 또는 몇 주 만에 예전 같은 몸으로 되돌아가고 싶은 건 도둑 심보가 아닐까?

지나친 것은 항상 부작용이 따른다. 지나칠 바에 하지 않는 것이 낫다.

하지 않는 것이 현명하다. 지속성이 유지될려면 절대 지나치면 안 된다. 작은 변화들이 쌓이고 쌓이다 보면 마침내 태산도 옮길 수 있는 것이다.

처음부터 너무 높은 기준과 목표를 설정하지 말자. 자기가 감내할 수 있는 범위 내에서 기준과 목표를 설정하자. 우리 몸을 절대 놀라게 하면 안 된다. 몸이 놀라서 비상사태를 선포하면 게임 끝이다. 몸이 놀라지 않게 하려면 몸을 속여야 한다. 속일려면 점진적인 변화를 줘야 한다. 작은 변화로 몇 달, 몇 년을 꾸준히 실천해야 한다. 어떻게 보면 둘러서 가는 것 같고, 왠지 느리게 가는 것처럼 보인다. 하지만 이 방법이 제일 안전하고 빠른 길이다.

3
생활습관병은
시한폭탄이다

직장인들에게 친숙한 생활습관병

우리나라의 사망 1위는 암이다. 암에 비하면 작게만 보이는 게 '생활습관병'이다. 하지만 작게 보인다고 무시하면 나중에 큰코 다친다. 암을 비롯한 중대질병이 생활습관병에서 기인하는 경우가 많기 때문이다.

생활습관병은 '성인병'을 다르게 부르는 말이다. 최근 성인병 환자는 성인에만 그치는 것이 아니라 청소년층에서도 많이 볼 수 있게 되었다. 그래서 성인들이 주로 걸린다는 '성인병'이라는 명칭이 부적절하다는 인식에서 '생활습관병'으로 부른다.

그러면, 직장인들은 생활습관병에서 안전한가?

먼저, 주변을 살펴보자. 불혹의 나이를 넘기고 생활습관병인 비만, 동맥경화증, 고혈압, 고지혈증, 당뇨병, 심근경색 등에서 자유로운 사람은 얼마나 될까?

40대를 넘어 50대에 들어서면 오히려 정상인 사람이 이상하다고 느껴질 정도로 생활습관병에 해당되는 직장인들이 많다. 대부분 두세 개는 기본적으로 갖고 있다. 즉 대사증후군에 해당되는 직장인들이 많은 것이다.

얼마 전에 저녁식사를 하는데 회사 후배가 이런 말을 했다.

"어제 국민건강보험공단에서 우편물이 온 거예요. 영유아 건강검진에 관련된 안내물이거니 하고 뜯어 봤더니, 아이한테 온 게 아니라 저한테 온 거 더라고요. 뭔가 봤더니, 글쎄 제가 대사증후군인 거예요."
"그래? 그냥 눈으로 보기에는 전혀 그렇게 안 보이는데?"
"콜레스테롤 수치도 높고, 고지혈증에, 복부비만이네요."
"그래? 정말 그렇게 안 보이는데, 이제는 건강에 신경써야 겠다."
"네, 이제부터는 먹는 것도 조절하고, 운동도 다시 시작해볼려고요."

후배의 나이는 30대 중반, 겉으로 보기에는 전혀 대사증후군으로 보이지 않는다. 뚱뚱하게 보이기보다는 조금 마른 체형으로 보이기 때문이다. 문제는 이렇게 보기에 건강하게 보이는 사람들과 보기에도 이상이 있어 보이는 사람들까지 건강에 적신호가 켜진 직장인들이 많다는 데 있다.

비만 판단 기준 – 체질량 지수 vs 허리둘레 측정

　운동과 식습관을 관리하지 않고 직장생활을 몇 년 하다보면 자연스레 체중은 늘어난다. 직급이 높아질수록 비만인 사람들도 많아진다. 활동량에 비해 먹는 양의 많은 결과가 비만으로 나타난다. 여기에는 잦은 회식도 한 몫을 톡톡히 했을 것이다.

　비만 판단 기준의 하나로 체질량 지수가 있다. 흔히 BMI(Body Mass Index)라고도 한다. 몸무게를 키의 제곱으로 나눈 값으로, 신장과 체중을 근거로 비만도를 측정한다. 키에 비해 상대적으로 근육이 많은 사람도 비만으로 보이는 단점이 있지만 쉽게 비만정도를 판단할 수 있다.

　이보다 조금 더 정확한 방법을 찾는다면 허리둘레를 측정하는 것이 낫다. 왜냐하면 체중은 상황에 따라 변화 정도가 큰 반면에 허리둘레는 변화 정도가 적고, 근육이 많은 사람은 대체로 허리둘레도 가늘게 나타나기 때문이다.

　허리둘레의 일정 수치이상을 '복부비만'이라고 한다. 한국인 허리둘레 기준으로 남자 90cm(35.4인치), 여자 85cm(33.5인치) 이상인 경우에 해당된다. 복부비만은 배에 과도한 지방이 축적된 상태를 나타낸다.

'내가 입고 있는 바지가 34inch(86cm)이기 때문에 난 복부비만이 아니야.'

만약 위와 같이 말한다면 오산이다. 이유가 뭘까?

그것은 바로 여기서 말하는 허리둘레는 허리띠를 착용하는 곳의 둘레가 아니라 배꼽 위를 지나가는 둘레이기 때문이다. 그리고 바지에 명기되어 있는 수치는 대략 2inch(5cm) 정도 적게 적혀있다. 따라서 바지에 명기되어 있는 치수를 실제 길이로 받아들이면 안 된다. 바지에 34inch(86cm)으로 적혀 있다면 실제 길이는 36inch(91cm)이다.

필자의 말이 믿기 힘들다면 오늘 퇴근길에 다이소에 들러 다이어트 줄자를 사서 직접 허리둘레, 바지둘레를 측정해 보자. 허리둘레 측정은 숨을 편하게 쉰 상태에서 줄자가 배꼽 위를 지나가게 하여 가리키는 숫자를 읽으면 된다.

바지치수 기준으로 '난 복부비만이 아니야'라고 생각했던 분들은 줄자가 가리키는 숫자를 보고 깜짝 놀랄 것이다. 이때까지 바지치수 기준으로 본인의 허리둘레를 판단했다면 실제 허리둘레와는 차이가 날 수밖에 없다.

'허리둘레는 내장지방량과 높은 관련이 있으며 체질량지수보다 심혈관질환을 더 잘 예측하는 것으로 알려져 있다. 복부비만으로 내장지방이 많으면 우리 몸의 인슐린 작용을 방해하고 염증 물질이 늘어나 여러 가지 질병을 일으킬 수 있다.

　당뇨, 관상동맥질환, 이상지질혈증(콜레스테롤 이상)등이 잘 알려져 있으며, 내장지방은 지방간과 비알코올성 지방간염의 위험인자로 알려져 있다. 또한 내장지방은 대장암, 유방암, 전립선암의 위험을 증가시킨다고 알려져 있다.'

(출처: 서울대학교병원 의학정보)

　복부비만은 많은 다른 질병을 불러온다. 복부비만이 모든 질병에 원인을 제공한다고 봐도 과언이 아니다. 그래서 '복부비만은 질병이다'라는 말이 있는 것이다.

　활동량보다 섭취량이 더 많은 직장인들에게 찾아오는 복부비만. 그로 인해 동맥경화, 고혈압, 고지혈증, 당뇨병, 심근경색 등 건강의 불청객인 생활습관병도 함께 온다.

　비타민제에 의존하는 사람들, 한약 및 각종 영양제에 의존하는 사람들, '뭐가 몸에 좋다더라' 하면 일단 챙겨 먹고보는 사람들…….

　운동하는 것보다, 식단 조절하는 것보다 편하고 부담이 없다. 몸을 생각해서, 건강을 생각해서 간편하게 챙겨 먹는다. 이러한 방법들도 몸에 어느 정도 도움은 될 수 있겠지만 영구적인 해결책이 될 수는 없다. 우리는 영구적인 해결책을 찾아야 한다.

당신의 건강 수치는 안녕하세요?

건강을 위한 영구적인 해결책은 아래 항목에 나와 있는 건강 수치들을 눈여겨 보고, 주기적으로 관리하는 것이다.

1. 허리둘레
2. 근육량
3. 체지방량
4. 혈압
5. 총 콜레스테롤(HDL, LDL, 중성지방)
6. 혈당

근육량과 HDL 수치만 늘리고, 나머지 수치들은 모두 줄이면 된다. 여기 언급된 여섯 가지가 번거롭고 힘들다면 간편한 방법을 제안한다. 여섯 가지 건강수치 중에서 한 가지 수치만으로도 건강관리가 가능하기 때문이다. 그것은 바로 허리둘레 측정이다. 주기적인 허리둘레 측정과 관리만으로도 건강을 관리할 수 있다. 허리둘레가 줄어들면 나머지 건강 수치들이 같이 따라서 호전이 된다. 다른 건강 수치들도 양호해짐에 따라 몸은 점점 건강해 진다.

건강관리 차원에서 흔히들 체중을 주기적으로 측정하는데 이것은 바람직한 방법이 못 된다. 왜냐하면 체중은 다양한 변수에 따라 변화가 크기 때문이다. 체중은 수분섭취, 대소변, 회식, 식사량, 야식 등에 따라 편차가 크다. 그리고 체중을 주기적으로 재다보면 일종의 강박감이 생긴다. 그래서 단순히 내 눈에 보이는 몸무게 수치를 줄이기 위해 굶거나 부적절한 다이어트 방법을 택하기 쉽다. 따라서 주기적인 체중측정보다는 주기적인 허리둘레 측정하는 게 백번 낫다.

규칙적인 운동과 균형있는 식생활

그러면 우리는 어떻게 해야 건강 수치들을 좋게 할 수 있을까?

'규칙적인 운동과 균형있는 식생활'을 실천하는 것이다. 해결책은 참 간단하다. 어떤 특별한 비법을 기대한 독자들은 실망했을 것이다. 건강뿐만 아니라 다른 것들도 마찬가지이다. 비법을 찾기보다는 정도를 찾아서 꾸준히 실천하는 게 훨씬 낫다. 극단적으로 말하면 '비법은 없고 정도만 있다'라고 말할 수 있다.

많은 독자들도 건강해지려면 규칙적인 운동과 균형있는 식생활을 해야 된다고 익히 들었을 것이다. 하지만 문제는 실천이 어렵다.

운동을 할려면 솔직히 귀찮다. 그냥 쇼파에서 쉬는 게 편하고 말고다. 오죽하면 우스갯소리로 마라토너의 제일 힘든 거리는 40km 이후가 아니라, 거실에서 운동화가 있는 현관까지의 거리라고 할까!

직장인들도 마찬가지다. 퇴근하고 집으로 오면 만사가 귀찮다. 온몸은 녹초가 되어 있다. 입에서 '피곤하다', '편히 쉬고 싶다'라는 말이 절로 나온다. 그러면 출근 전 이른 아침시간은 어떤가?

'아침 식사할 시간도 없는데 무슨 운동이냐! 아침 운동은 사치다. 피곤한데 잠이나 좀 더 자자'

이렇게 생각하는 분들이 대부분일 것이다. 그리고 주말이 찾아온다. 주말 아침은 그동안 자지 못했던 늦잠을 잔다. 낮에는 가족들과 나들이겸 외식도 하고 쇼핑도 한다. 저녁은 가족과 함께 TV를 보면서 마무리한다.

이러한 상황에서 운동복장으로 갈아입고 운동화를 신기까지 걸리는 불과 1분 남짓한 시간을 어떻게 극복할 수 있을까?

우선, '건강을 생각한다면 조금 귀찮고, 힘든 것은 당연하다'고 받아들이는 태도가 중요하다.

'그래, 지금 운동하기 싫고, 쉬고 싶은 마음은 당연한거야'라고 일단 뇌를 위로하자. 그리고 이렇게 말하자.

'조금 귀찮고 힘든 것은 당연한 거니깐 두번 생각하지 말고 지금 바로 몸을 움직이자!'

'운동은 ~임에도 불구하고 하는 거야'라고 말이다.

어떤 하등의 이유도 운동을 못 하는 이유로 용납이 되어서는 안 된다. 운동은 밥 먹는 것처럼, 잠자는 것처럼, 물 마시는 것처럼 선택이 아니라 필수고, 의무라고 생각하자. 그러면 마음이 한결 나아진다.

'음식으로 고치지 못하는 병은 약으로도 못 고친다'

고대 그리스의 의학자이자, 서양 의학의 선구자로 불리우는 히포크라테스의 명언이다. 식약동원, 즉 음식이 약이 된다는 이론은 자연의학의 기본원리이다.

오늘 내가 먹은 음식이 내 몸을 만든다. 건강한 몸을 만들기 위해서는 균형있는 식생활이 필요하다. 균형있는 식생활은 건강을 지키는 바로미터이다.

균형있는 식생활은 몸이 필요로 하는 영양소를 골고루, 적당히 먹는 것이다. 3대 영양소인 탄수화물, 지방, 단백질, 그리고 비타민과 무기질, 칼슘, 물을 적절히 먹는다. 아무리 좋은 음식이라도 많이 먹으면 영양이고 뭐고 전부 뱃살로 간다.

우리 몸에는 우리 땅에서 난 제철 자연식품을 먹는 것이 좋다. 그러면 어떤 음식을 얼마나 먹어야 할까?

2015년 보건복지부에서 발표한 한국인 영양소 섭취기준, 식품구성자

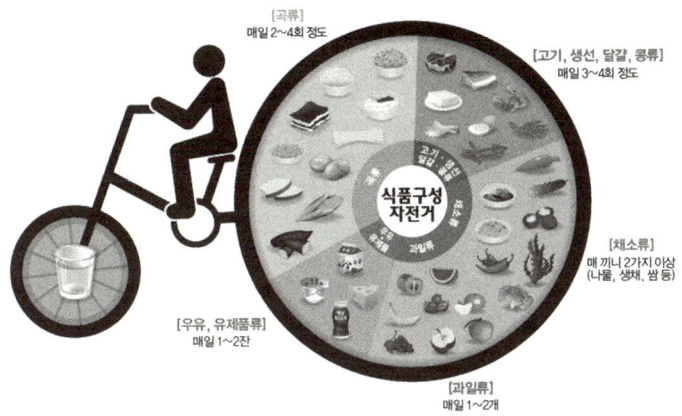

한국인 영양소 섭취기준, 식품구성자전거 - 2015년 보건복지부

전거가 해결책을 제시해 준다.

우리가 주로 먹는 식품의 종류와 영양소 함유량, 기능에 따라 비슷한 것 끼리 묶었다. 6가지 식품군으로 나누어 자전거 뒷바퀴에 표현했다. 6가지 식품군의 섭취횟수와 분량에 따라 면적을 배분한 것이고, 앞바퀴에는 물잔이 삽입되어 있다. 과거에는 등한시했던 물은 오늘날 6대 영양소 중 하나로 평가받을 만큼 중요하다. 물은 체온유지, 대사작용, 항상성 유지 등에 중요한 역할을 한다. 수분섭취는 식품에 포함된 수분을 제외하고 순수한 물로서 하루에 6~10컵 정도 마시는 것을 권장하고 있다.

식품구성자전거는 '균형 잡힌 식사, 수분섭취, 적절한 운동을 통해 알맞은 영양섭취와 건강유지 및 비만을 예방하자'는 메시지를 도식화 한 것이다.

바퀴에 그려진 각종 음식물의 분량도 하나하나 의미가 있다. 음식 그림들은 각 식품군별 대표식품을 1인 1회 분량을 기준으로 그려놓은 것이다.

예를 들면, 곡류는 매일 3회 정도 섭취해야 한다. 하루에 밥 2공기 + 감자 2개를 먹었다면 곡류는 충족이 되고, 우유, 유제품류는 매일 2잔을 기준으로 볼 때 우유 1팩과 요거트 1개면 충족이 된다. 과일은 매일 2개 기준으로, 사과 반쪽 1개 + 바나나 1개면 충족이 되고, 채소류는 매 끼니 2가지 기준으로, 고추 3개 + 오이 1개면 충족이 된다. 끝으로 고기, 생선, 달걀, 콩류에서 매일 3회 기준으로 보면 두부 1모 + 새우 2마리 + 닭다리 1개면 충족이 되는 것이다.

내가 먹은 음식에 대한 직접적인 칼로리를 계산하고 싶다면 스마트폰의 다이어트 관련 앱을 활용하자. '눔코치' 또는 '다이어트 다이어리' 앱을 추천한다. 나의 키와 몸무게, 주요 활동량 등을 입력하면 기초대사량과 다이어트 목표체중에 따른 하루 권장 섭취 칼로리가 화면에 나타난다.

기록은 나중에 몰아서 적는 것보다 먹을 때마다 바로바로 작성한다. 그래야 하나도 빠짐없이 기록할 수 있다. 나중에 몰아서 입력하다 보면 '뭐 먹었는데… 뭐였지?' 하며 머리를 쥐어짜야 한다. 바로바로 입력하면 신경을 곤두세울 필요도 없다. 그리고 현재까지 먹은 음식의 총 kcal,

잔여 kcal를 실시간으로 바로 확인할 수 있어서 보다 체계적으로 음식을 조절할 수 있다.

식품구성자전거와 다이어트 관련 앱을 참고하여 자신의 하루 음식 섭취량을 확인해 보자. 무엇보다 영양 밸런스가 중요하다. 탄수화물과 지방, 단백질의 비율이 중요하다. 대략적인 3대 영양소의 비율은 탄수화물 60%, 단백질 20%, 지방 20%이다.

탄수화물 섭취가 다른 영양소에 비해 지나치게 높다면 비만형이 될 확률이 높다. 그 이유는 사용되고 남은 탄수화물은 인슐린이 지방으로 바꿔 몸 속에 저장하기 때문이다. 더군다나 인슐린에 의해 탄수화물에서 지방으로 바뀐 것은 운동에너지로 쉽게 쓰이지도 않는다. 그래서 몸 안에 쌓이는 잉여 지방의 주된 원인은 지방이 아니라 탄수화물인 경우가 많다.

건강한 식단 – 탄수화물↓ + 단백질↑ + 저염식

우리나라 식단을 보면 매끼에 고기반찬이 올라오지 않는 이상 탄수화물에 치우친 식단이 된다. 그 결과, 단백질 섭취가 상대적으로 부족한 식단이 된다. 그리고 우리나라의 나트륨 하루 섭취량은 세계보건기구(WHO)의 권고량(2,000mg)에 2배 가까이 되는 3,890mg으로 OECD 회원국 중 가장 높다.

따라서 우리나라 식단을 보다 건강한 식단으로 만들려면 탄수화물 섭취를 조금 줄이고, 단백질 섭취량은 조금 늘리고, 저염식으로 하면 된다.

어느 한 영양소를 지나치게 많이 먹고 있는 건 아닌지, 다른 영양소는 부족하지 않은지 나의 식단을 확인해 보자. 그리고 나에게 적합한 식생활로 개선하자.

마음의 병이 더 위험하다

대한민국이 위험하다! - 12년째 자살률 1위

　OECD 회원국 중 자살률 1위 자리를 무려 12년째 지키고 있는 나라가 있다. 바로 우리나라, 대한민국이다. 2015년 보건복지부 자료에 따르면, 인구 10만 명당 자살률은 우리나라가 28.4명이다. 2위 헝거리 19.6명, 3위 일본 19.4명에 비하면 압도적인 수치이다.

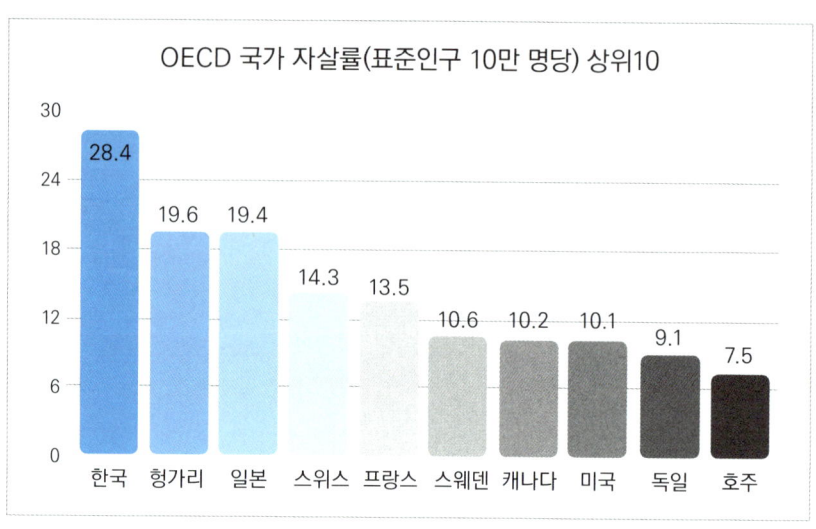

(출처: 보건복지부 / 단위: 명, 2015년)

이것은 무엇을 뜻하는 것일까? 급격한 산업화로 물질적으로는 풍족해졌으나 정신적으로는 결핍된 게 아닐까?

각종 스트레스로 인해 마음의 병을 앓는 사람이 늘어만 간다. 우울증, 공황장애, 무기력증이 대표적인 마음의 병이다. 마음의 병도 엄연히 병이다. 병원에 가서 진료받고 적절한 처방을 받으면 호전된다. 하지만 우리나라 사람들은 마음의 병에 대해 색안경을 끼고 보는 경우가 많다. 그리고 신경정신과 진료 받는 것을 터부시하는 경향이 짙다.

우리나라 하루 항우울제 소비량이 이 결과를 뒷받침해 준다. 2015년 11월 18일, 경제협력개발기구(OECD)의 '한눈에 보는 보건의료 2015'에 따르면, 우리나라의 항우울제 소비량은 1,000명 당 20DDD(1일 사용량 단위)로 28개 조사국 가운데 두번째로 낮았다. OECD의 항우울제 하루 평균 소비량은 1,000명 당 58DDD로 우리나라의 무려 3배 수준이었다.

자살률은 1위이지만 항우울제 하루 소비량은 OECD 평균치의 1/3 밖에 안 된다. 우리나라 항우울제 소비량은 당연히 OECD 평균치보다 훨씬 많아야 됨에도 불구하고 결과는 정반대다. 결국, 치료가 필요한 시기를 놓쳐 마음의 병으로 삶을 마감하는 사람이 많다.

육체적 질환보다 더 심각한 문제가 정신적인 질환이다. 육체적 질환을 병원에서 치료하는 것을 어느 누구도 이상하게 생각하지 않듯이, 정신적인 질환도 병원에서 치료 받는 것을 어느 누구도 이상하게 생각하지 않아야 한다.

2016년 5월 2일, 〈헬스조선〉에 기재된 직장인 우울증관련 기사에는 '우울증이라는데… 직장인 10명 중 7명 말도 못 꺼냈다'라는 제목과 함께 아래와 같은 내용이 실렸다.

'최근 1년 사이 직장에 다닌 18세에서 64세 사이의 직장인 1,000명을 대상으로 설문 조사한 결과, 우울증 진단을 받은 직장인 10명 중 7명은 휴식기 없이 그대로 업무를 수행하고 있었다. 게다가 병가를 낸 사람도 휴식기간이 평균 10일 정도로 짧아, 우울증과 같은 정신건강 문제와 관련한 직장 내 편견으로 제대로 휴식기를 가지지 못하는 것으로 나타났다. 특히 직장인들은 병가를 낼 때도 정신질환이 아닌 다른 이유를 대거나 숨기는 경우가 많아 휴가 신청 사유에 '우울증'이라고 적는 비율이 34%에 그쳤다.'

몸에 병이 나면 병원에 가서 진료받고 약을 처방 받듯이, 마음에 병이 나면 병원에 가서 진료받고 약을 처방 받는 것이 당연하다. 몸에 병이 나듯이, 마음에도 병이 날 수 있음을 자연스럽게 받아들이고 적절한 치료를 받도록 하자. 지금 호미로 막을 것을 나중에는 가래로도 막을 수 없는 불상사를 만들지 말자.

동적인 명상 – 걷기, 절운동, 코어운동

마음의 병이 있는 사람들에게 병원 치료와 더불어 도움이 되는 것이 동적인 명상이다. 정적인 명상은 숙련자가 아니면 제대로 하기가 어렵다. 하지만 동적인 명상은 누구나 쉽게 할 수 있고, 명상의 효과도 바로 얻을 수 있다. 동적인 명상을 통해서 바쁜 삶 속에 자신을 되돌아보고 자신만의 시간을 갖을 수 있다. 복잡하고 얽혀 있는 생각들, 일상생활 속에서 받은 스트레스들은 동적인 명상을 통해서 단순해지고 실마리를 찾게 된다.

동적인 명상에는 '천천히 걷기, 절운동, 코어운동' 등이 있다. 명상으로서 천천히 걷기와 절운동, 코어운동은 쉽고 편할 뿐 아니라 마음의 각성과 행복감이 들게 만든다.

천천히 걷기와 절운동, 코어운동 중에 하나만이라도 생활화한다면 왜곡된 체형도 바로잡을 수 있다. 왜냐하면 걷기와 절운동, 코어운동은 편향적인 운동이 아닌 균형적인 운동이기 때문이다.

"모든 위대한 사상은 산책에서 잉태됐다."

"가능한 한 앉아서 지내지 마라. 자연 속에서 자유롭게 몸을 움직이면서 얻은 게 아니라면 어떤 사상도 믿지 마라."

독일의 철학자 프리드리히 니체의 말이다. 휴식을 취하거나 건강을 위해서 천천히 걷는 일은 그만큼 중요하다. 걷기가 명상으로 될려면 명상에 방해를 주는 환경요소를 최소화해야 한다. 한적한 산 속이나 이른 새벽 공원이나 학교 운동장이 좋다. 걷기 명상이 적합한 나만의 장소를 선택해서 천천히 걸어보자.

머리 속에 떠오르는 잡념들은 억지로 없애려고 하지 말자. 잡념을 불러서 '왜 왔냐고, 빨리 사라지라고, 다시 오지 말라'고 하면 할수록 잡념들은 우리 주변을 맴돌게 마련이다. 반추는 또 다시 반추를 불러온다. 반추보다는 '관망'해 보자. 떠오르는 잡념을 한발 물러서서 그냥 바라만 보자. 그저 바라만 본다면 물이 흘러가듯이 잡념도 흘러간다. 머리는 점점 가벼워지고 맑아짐을 느끼게 될 것이다.

걷기를 할 시간적, 공간적 제약이 따른다면 절운동을 해 보자. 종교적인 의식으로서 절이 아니라 운동으로서의 절이다. 합장하고, 머리를 땅에 붙이고, 양손을 들고, 다시 합장해서 일어서는 절이 아니라 세배하듯이 절을 해 보자. 물론 종교적인 의식이 상관없다면 불교에서 수행하는 절운동으로 해도 된다.

명상과 함께 어깨와 목의 스트레칭, 상체와 하체의 근력운동효과를 얻고 싶다면 코어운동을 해 보자. 10번, 20번, 횟수가 증가할수록 이마에 땀이 송글송글 맺히게 된다.

이러한 동적인 명상을 통해 심란했던 마음은 언제 그랬냐며 이내 편안해진다. 천천히 걷기와 절운동, 코어운동은 몸의 운동이자 마음의 운동이기 때문이다. 마음을 살피고 이해하면 과거와 미래 그리고 타인에 대한 통찰까지도 얻을 수 있다.

건강을 위해 운동도 하고, 몸에 좋다는 음식과 건강보조제를 구입해서 먹는다. 하지만 정신 건강을 담보하지 못한 육체적 건강은 반쪽 짜리 건강일 뿐이다. 이것이 우리가 일상생활에서 동적인 명상을 해야 하는 이유이다.

세상을 살아가면서 스트레스 안 받고, 우울감과 불안감을 안 느껴 본 사람이 있을까?

필자도 사회생활에서, 가정생활에서, 때로는 각종 모임에서 스트레스를 받는다. 그러면 다양한 방법들로 스트레스를 푼다. 친한 사람과 이야기를 나누거나, 코어운동을 하거나, 산책을 하거나, 책을 읽거나, 운동을 하거나, 휴식을 취하거나, 신나는 음악을 듣거나, 여행을 하거나 등등.

이 중에서 필자가 애용하는 방법은 지인들과 이야기하는 것과 코어운동이다. 친한 사람들과 단순히 이야기하는 것만으로도 스트레스의 상당 부분은 경감이 된다. 그래서 그리스의 철학자 아리스토텔레스가 말한 '인간은 사회적 동물이다', '친구는 제2의 재산이다'라는 명언이 깊은 울림을 준다.

그리고 코어운동을 통해 차분해진 마음상태에서 문제의 근본원인과 해결방안을 찾아 실천함으로써 스트레스를 보다 적극적으로 해결할 수 있었다.

5
미래는 120세 시대다

120세 시대는 생각보다 더 빨리 올 수 있다

우리나라 평균수명 자료에 따르면, 1905년에는 23세, 1960년에는 52세, 2013년에는 82세다. 근 100년 만에 평균수명은 대략 60세가 증가했다. 그리고 많은 생명과학자들은 최첨단 과학과 의학 기술 발달로 가까운 미래에 평균수명이 120세를 넘게 된다고 이야기한다. 학자들은 적게는 15년, 많게는 80년 사이 120세 시대가 열릴 것이며, 2000년 이후에 태어난 사람들은 120세까지 살게 될 것이라 예측했다.

2016년 4월 초에 방영된 KBS1 〈명견만리, '120세 시대 쇼크 1부 - 알파에이지 시대가 온다'〉에서는 '피할 수 없는 자연의 순리로 여겨졌던 노화,

그리고 특정 나이 이상을 살 수 없다'는 상식이 깨지고 있음을 보여 주었다.

우리나라 사망원인 1위는 암이다. 평균수명 120세가 되려면 우리나라는 암부터 정복해야 한다. 암 정복에 관한 희소식이 있다. 워싱턴대 빌 할랄 교수는 2030년, 암 정복이 가능해질 것이라 예측했다. 공상과학 영화 속에서 볼 수 있었던 나노로봇 기술이 현실화되고 있고 또한, 개인별로 암을 일으킨 수많은 돌연변이와 표적치료제를 매칭하는 빅데이터 기술로 개인 맞춤 암 치료가 가능하기 때문이다.

통계청이 발표한 '2015 인구주택총조사'에 따르면, 100세 이상 장수 노인이 처음으로 3,000명대를 돌파했다. 100세 진입을 앞둔 90대 노인들도 15만 명을 넘어서면서 전체 사망자 가운데 90대가 차지하는 비율도 처음 10%대에 진입했다. 이제 장수시대가 본격적으로 열린 것이다. 100세 이상 고령자는 2005년에는 961명이었는데, 2015년에는 3,159명으로 불과 10년 만에 3배 이상 늘었다.

시간이 흐를수록 100세 이상의 시니어의 수는 늘어만 간다. 재생의학, 대체의료, 유전자 기술 발전 등으로 앞으로 100세 인구는 더욱 가파르게 늘어날 전망이다.

우리는 늘어나는 평균수명을 축복으로만 바라보면 될까? 준비되지 않은 개인과 사회에 수명연장은 오히려 독이 될 수 있다. KBS1〈명견만리,

'120세 시대 쇼크 2부 - 축복의 조건'〉에서는 장수시대에 문제가 될 것으로 예상되는 노후준비부족, 세대갈등, 경제 저성장 심화에 대해서 어떻게 대처하는 것이 좋을지 해법을 제안했다. 발표자 서울대 산업공학과 김태유 교수는 '고령화 극복 방법은 고령화에 있다'고 설명한다. 개인과 사회의 이모작 경제를 통해 고령사회를 현명하게 극복하자고 주장했다.

생각해 보자. 개인이 인생 이모작 경제에 참여하기 위해서 제일 필요한 것이 무엇일까? 전문성일까? 돈일까? 관심사일까?

전문성, 돈, 관심사도 중요하겠지만 무엇이든 건강보다 먼저 놓일 수 없다. 건강하지 않으면 무엇이든 할 수 없기 때문이다. 그래서 건강이 제일 먼저다.

건강의 중요성은 누구나 알고 있지만, 지금 당장 안 챙겨도 크게 문제가 안되기에 계속 미루고 미뤘다. 건강을 미루고 미룬 결과는 복부비만을 시작으로 대사증후군, 심장질환, 뇌혈관질환, 암 등 각종 중대질병으로 나타난다.

병상에서 누워서 지내는 시간을 최소화하려면 무엇보다 먼저 건강을 돌봐야 한다. 첫번째 단추를 잘못 체우면 나머지 단추들은 어긋나기 마련이다. 이제는 생각을 바꾸자. 건강이 그 무엇보다 중요하기 때문에 그 무엇보다 제일 먼저 해야 되는 것으로 각인하자. 건강 챙김을 더 이상 미루지 말자. 건강해야만 인생 이모작도 있다. 건강을 잃으면 무엇인들 다 소용이 없다.

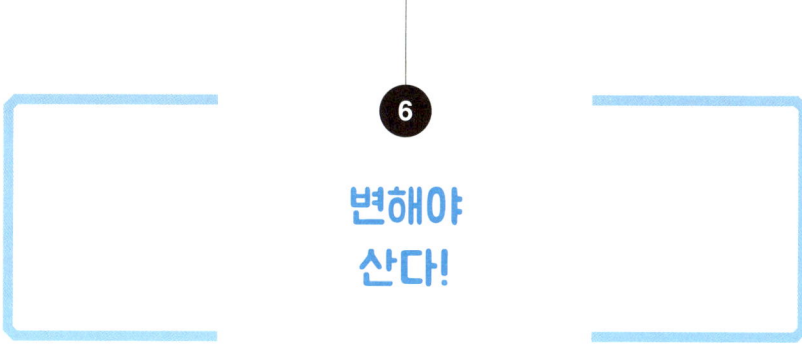

변화에 가장 적극적인 사람이 생존한다

"살아남는 것은 가장 강한 종도, 가장 영리한 종도 아니다. 변화에 가장 적극적인 종이 생존한다."

진화론을 주장한 영국의 생물학자 찰스 다윈의 말이다. 기업의 끊임없는 변화와 도전을 이야기할 때 자주 인용되는 문장이다. 윗 문장을 '살아남는 사람은 가장 강하고, 가장 영리한 사람이 아니다. 변화에 가장 적극적인 사람이 생존한다'로 바꾸어 말 할 수도 있을 것이다.

늘 행복하고 지혜로운 사람이 되려면 자주 변해야 한다.

- 공자

아무것도 변하지 않을지라도 내가 변하면 모든 것이 변한다.

- 오노레 드 발자크

현명한 사람은 남이 바뀌길 기다리는 게 아니라 자신이 먼저 바뀌려고 노력하는 사람이다. 이와 같이 행복과 지혜도 자신이 먼저 바뀌려고 노력함으로써 얻게 되는 것이다. 설령 아무것도 변하지 않을지라도 내가 먼저 변하면 모든 것이 변하게 되는 것이다.

앞에서 직장인들에게 생존체력이 필요한 이유에 대해서 살펴보았다. 산업화 이후로 신체 활동량이 급격히 줄어들었다. 이에 반해 먹는 양은 월등히 늘었다. 그 결과 각종 생활습관병을 달고 사는 직장인들이 많아졌다. 또 어떤 직장인들은 대인공포증, 공황장애, 우울증 등 마음의 병을 갖고 살아간다. 여기에 첨단 과학과 의학 기술의 발달로 인간의 평균수명은 곧 120세 시대를 맞이할 것이다. 이러한 상황에서 우리가 해야 할 것은 무엇일까?

결론은 변해야 한다. 현상태로서는 안된다. 지금까지의 판을 뒤엎고, 새로운 판을 짜야 한다. 기존의 판을 고수한다면 우리 앞에는 역경만이 기다리고 있을 것이다.

거대한 공룡, 브론토사우르스가 가장 먼저 멸망한 이유를 아는가? 그것은 바로 꼬리 쪽으로부터 위협을 느끼는데 무려 20초나 걸렸기 때문이다. 생존을 위협받고 있는 상황에서 변화의 속도가 너무 느렸다. 이렇다보니 제 아무리 거대한 공룡일지라도 먼저 역사 속으로 사라질 수밖에 없었던 것이다.

2011년, 1980~1990년대 전자기기 브랜드로 전 세계를 재패했던 소니가 몰락했다. 소니의 몰락원인은 급변하는 시장에 발 빠르게 대처하지 못했기 때문이다.

반면 소니를 제치고 새로운 강자로 우뚝선 기업이 있다. 바로 삼성이다. 삼성은 변화를 주도했다. 이건희 회장은 1993년 6월 7일, "삼성은 말기 암환자다. 처자식 빼고 다 바꿔라!"라며 신경영을 선포했다. 양 중심의 경영을 버리고 질 중심의 신경영을 선언하고 대대적인 경영혁신을 단행했다. 그 결과, 오늘날 세계적인 기업이 될 수 있었다.

시시각각 변화하는 환경 속에서 변화를 수용하고 주도적으로 대처해야 살아남을 수 있다. 적당한 대처는 도태와 좌절만을 남길 뿐이다. 변화는 기업에만 국한되는 것이 아니다. 우리 직장인들도 마찬가지다. 변해야 한다. 변해야 살아남는다.

변화의 시작은 건강이다. 건강이 기본이기 때문이다. 먼저, 우리 몸과 마음의 건강부터 챙기자. 건강을 챙기는 가장 확실한 방법은 운동이다. 건강한 나를 되찾고, 건강한 삶을 살아가는 나를 만나기 위해서는 운동을 해야한다. 건강의 일등공신이 운동이기 때문이다.

Ironman에서 대사증후군으로

2013년 7월, 필자에게도 대사증후군이 찾아왔다. 나는 2010년 7월, Ironman 대회를 완주하고 같은 해 11월 중앙국제마라톤 풀코스를 완주한 이후로는 운동을 거의 하지 못했다.

데이트와 결혼준비로 운동을 한두 번씩 빠졌는데 시간이 갈수록 그 횟수와 빈도가 늘었기 때문이다. 원래 쌓기는 힘들어도 무너지는 것은 한 순간인 법이다.

2011년 4월, 결혼 후에는 신혼의 달콤함으로 그리고 나와 아내에게 찾아온 귀중한 선물, '임신'으로 운동은 더욱 더 멀어져갔다.

2012년 2월, 아들이 태어났다. 참 신기하고, 두렵기도 한 육아를 아내와 함께 했다. 회사 일과 육아로 힘들기도 했으나 아이가 주는 놀라움과 기쁨으로 인해 나날이 행복했다.

초보 부모라 자식 돌보기도 정신없는데 운동은 무슨 ……. 운동은 사치처럼 보였다. 주말에는 육아만 해도 정말 하루가 짧았다.

먹는 양은 운동할 때와 비슷하고, 운동량은 거의 없다보니 자연스레 체중은 늘어만 갔다. 바지가 타이트해질 때마다 나름 먹는 양을 조절하고, 주말 새벽에는 가끔 운동도 했지만 허리둘레 느는 속도만 더디게 할 뿐, 줄지는 않았다.

그러던 2013년 7월, 어느 날 아침이었다. 출근을 위해 침대에서 몸을 일으키는 찰나였다. 상체를 일으키려고 했는데, 일으킬 수가 없었다. 왜냐하면 심각한 복부비만 때문이었다. 이제는 침대에서 조차 제대로 일어나지 못하는 몸 상태를 보고 심한 충격을 받았다. 그 당시 필자의 몸무게는 Ironman 대회 때와 비교하면 무려 14kg이나 증가한 상태였다. 내 생에 최고의 몸무게를 기록한 순간이었다. 두 다리를 반쯤 들어 반동으로 겨우 몸을 일으켜 세운 나는 변화를 외쳤다.

"도저히 이 상태론 안 된다. 지금 당장 변해야 한다!"

지금 당장 할 수 있는 것을 생각했다. 우선 다이어트에 대해서 제대로 아는 것이 중요하겠다는 판단에 인터넷 검색으로 필요한 자료를 모았다. 각종 자료들을 보다 보니 조금 더 구체적인 원리와 일상생활에서 조금 더 쉽게 실천할 수 있는 방법들을 찾고자 책으로 시선을 돌렸다. 그때부터 운동, 건강, 다이어트에 관련된 책을 닥치는 대로 읽었다. 책을 읽으면 읽을수록 건강에 대한 나의 의식수준은 높아졌다.

지난 3년이 넘는 기간 동안 내 자신에게 변화를 외치고, 적극적으로 실천했다. 건강에 도움이 되는 방법들을 생활에 적용하고 보완하면서 다시 건강을 되찾을 수 있었다. 그리고 따라온 값진 열매로 이 책도 집필할 수 있었다.

건강에 대해 Ironman이 된 당시와 비교한다면 다르다고 자신 있게 말할 수 있다. 건강을 찾기 위한 방법이 달랐고, 결과도 달랐다. Ironman 당시에는 운동에만 초점을 맞추었다면 지금은 운동뿐만 아니라 균형있는 식습관, 충분한 수면, 평온한 마음에 이르기까지 종합적인 방법으로 접근했기 때문이다. 그 결과, '진정한 건강'이라고 하는 '몸과 마음의 안녕'을 유지할 수 있었다. 물론 Ironman 때보다 체력적인 면은 떨어지지만 몸과 더불어 마음의 건강까지 놓고 본다면 지금이 더 낫다고 자부한다. 그리고 건강을 되찾기 위해 투입된 시간을 놓고 봐도 지금이 훨씬 효율이 높다.

이때 필자가 변하지 않았다면 어떻게 되었을까? 언제 터질지 모를 시한폭탄을 안고 생활하고 있는 모습을 생각만 해도 끔찍하다. 아마 몸은 더욱 더 비대해졌을 것이고, 고혈압 약 복용에, 언제 일어날지 모를 심장질환, 뇌혈관질환에 전전긍긍하고 있었을 것이다.

현재 내 모습은 어떠한가?

자, 이제 자기 자신을 바라보자. 평소 운동을 규칙적으로 하지 않고 회사에서 컴퓨터 자판을 두드리고 있는 직장인이라면 시선을 아래로 내려 자신의 허리벨트를 바라보자. 뱃살에 가려 벨트가 보이지 않는다면 대부분 복부비만이다.

거울에 비친 내 모습은 또 어떠한가? 어깨와 가슴은 처져 있고, 배는 남산처럼 보이고, 상대적으로 허벅지는 가늘게 보이는가?

상체를 움직였더니 배와 팔에 있는 살들의 탄력은 온데간데 없고 흐느적 거리는가?

매년 건강검진을 받으면 검진결과에 노심초사하고 있는가?

각종 스트레스로 인해 하루하루 힘겨운가?

피로와 피곤은 늘 나의 곁에 있는가?

삶이 너무 무기력한가?

위에 열거한 것 중에 하나라도 본인에게 해당이 된다면 건강에 대해 다시 진지하게 생각해야 한다. 그것은 본인의 몸과 마음이 건강하지 않다는 것을 나타낸다. 지금까지 살아온 본인의 생활습관들을 되돌아보고 건강을 되찾기 위해 과감히 변해야 한다.

언제? 지금 당장!

Think → Write → Do!

변화를 시도하기 위해서는 우선 문제에 대한 나의 의식이 바뀌어야 한다. 나의 의식이 바뀌려면 먼저 생각하고, 생각한 것을 직접 손으로 쓰고, 손으로 쓴 것을 실천하는 이 세 가지 루틴이 많은 도움이 된다.

Think → Write → Do! 필자는 영어의 앞 글자를 따서 편의상 'TWD'라고 부른다.

Think

생각하는 것이 얼마나 중요한지 나타내는 좋은 글이 있어서 소개한다. 아래는 황농문 교수의 『몰입 2번째 이야기』에 나오는 글이다.

'얼마나 생각하느냐에 따라 운명이 달라진다. 무생물의 운명은 완전히 주위 환경에 의해 결정되지만, 동물의 운명은 하등동물이라 하더라도 전적으로 주위 환경에 의해 결정되지는 않는다. 그리고 고등동물일수록 주위 환경에 의해 좌우되는 경향이 확연하게 줄어든다. 즉, 진화할수록 확률을 변화시켜 자신의 운명을 스스로 개척하는 능력이 발달한 것이다. 운명의 개척 능력은 외부의 자극에 대해 대뇌에서 얼마나 많은 계산을 하고 반응하느냐에 달려 있다. 대뇌에서 계산을 한다는 것은 생각한다는 것을 의미한다. 한마디로 얼마나 많이 생각하며 살아가느냐에 따라 운명의 개척 능력이 달라진다.'

'역사가들이 중세를 암흑시대라고 하는데 이는 문명의 발전이 정지되었기 때문이다. 그렇다면 왜 문명의 발전이 정지되었을까? 바로 인류가 '왜?'와 '어떻게?'라는 질문을 하지 않았기 때문이다. 즉, 생각을 하지 않은 것이다. 중세시대에 자연현상을 포함한 모든 것은 성서에 따라 해석되었고, 이에 반하는 생각은 금기시되었다. 그러다 천동설이 무너지고 지동설이 등장하면서 인류는 기존의 모든 믿음에 대해 회의를 갖기 시작했다. 그리고 성서적 해석에 구애받지 않고 스스로 자유롭게 생각하고 표현하기 시작했다. 이러한 시도는 커다란 성공을 거두었다. 이것이 바로 인류문명을 꽃피운 르네상스다.'

우리는 고등동물인 인간만이 누릴 수 있는 특권을 누리기 위해, 각자의 인생에서 르네상스를 꽃피우기 위해서라도 생각을 해야 한다. 생각하기를 멈추면 발전은 고사하고 암흑시대를 맞이할 것이다. 이 개념은 개인에게도 똑같이 적용된다.

항상 '왜?'와 '어떻게?'라는 질문을 하고 이에 대해 끊임없이 생각해야 한다. 생각을 하는 것과 안 하는 것의 차이는 한마디로 하늘과 땅 차이다.

세계적인 석학들과 기업가들은 많은 시간을 생각하면서 보낸다. 그리고 그들은 이렇게 얘기한다.

"자나 깨나 생각하면 해결 못할 게 없다."

아인슈타인은 '나는 머리가 좋은 것이 아니다. 문제가 있을 때 다른 사람보다 좀 더 오래 생각할 뿐이다'라고 말했다.

불교 아함경에서는 '홀로 고요한 곳에서 깊이 생각하라'고 생각을 강조했다.

랄프 왈도 에머슨은 '인생은 우리가 하루 종일 생각하는 것으로 이루어져 있다'고 말했다.

뇌는 사용하지 않으면 퇴화한다. 뇌를 사용하지 않는다는 것은 생각을 하지 않는다는 것이다. 운동을 하면 근육이 발달하듯이 사고를 하면 사고와 관련된 뇌세포가 발달한다.

멍게 뇌의 비밀에 대해 알고 있는가? 멍게의 뇌는 유충 시절에는 있지만 성체가 되면 사라진다. 나의 아들이 아쿠아리움을 좋아해 자주 가는데 그곳에서 멍게 뇌의 비밀에 대해 알 수 있었다.

'자연에서 성장하는 어린 멍게는 부유하는 플랑크톤을 통해 영양분을 섭취하고 위험에 처했을 때는 피하기 위해 선택적으로 여기저기 돌아다니기 위해 뇌를 사용한다. 하지만 성장하고 나면 바위 밑, 배의 말뚝 부분에 부착해 흘러가는 해류를 통해 안정적으로 영양분을 공급받고, 천적으로부터 안전한 안식처로 생각하면 부착하게 된다. 더 이상 판단 필요성을 못 느끼는 멍게는 자기 뇌를 먹어 버린다. 필요없는 뇌는 퇴화시키고 그 영양분을 다른 곳에 사용하는 것이다.'

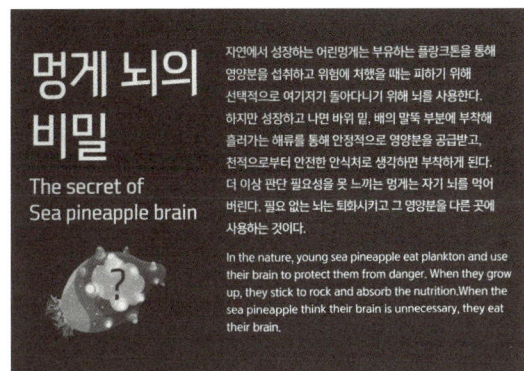

멍게 뇌의 비밀
- 코엑스 아쿠아리움

영어문장이 조금 더 쉽게 와 닿아 함께 기재한다.

'In the nature, young sea pineapple eat plankton and use their brain to protect them from danger. When they grow up, they stick to rock and absorb the nutrition. When the sea pineapple think their brain is unnecessary, they eat their brain.'

'When the sea pineapple think their brain is unnecessary, they eat their brain.' 문장에서 소름이 끼쳤다.

생각과 판단을 위해 뇌가 필요한 것이다. 반대로 생각과 판단을 할 필요가 없다면 뇌는 필요없는 것이다. 영양분을 섭취하기 위해, 위험을 피하기 위해 몸을 움직이려면 먼저 뇌가 생각하고 판단해야 한다. 움직임은 생각과 판단에 따른 결과물이기 때문이다.

사람도 마찬가지이다. 생각과 판단할 일이 없어진다면 사람의 뇌도 점점 퇴화할 수밖에 없는 것이다.

Write

현재 당면한 문제에 대해 '무엇이 문제인지?' 곰곰이 생각한다. 그리고 머릿속에 떠오르는 생각들을 노트에 손으로 쓴다. 쓰고 나면 그와 연관된 것들이 또다시 생각난다. 쓰면 쓸수록 신기하게 생각은 꼬리에 꼬리를 물고 또다른 생각들을 물고 나타난다. 노트에서 생각이 만들어지고 발전한다. 생각과 쓰기의 상호작용은 한마디로 상상초월이다. 직접 손으로 쓰면 쓸수록 생각은 더욱 활성화된다.

'손은 밖으로 나온 뇌'

임마누엘 칸트는 '손은 밖으로 나온 뇌'라고 했다. 손이 밖으로 나온 뇌임을 증명하는 자료가 하나 있다. 캐나다 맥길대학의 신경외과 의사였던 와일더 펜필드의 '호문쿨루스'이다. 펜필드의 호문쿨루스는 다음 사진과 같다.

호문쿨루스의 모형에는 감각신경모형(SENSORY)과 운동신경모형(MOTOR)이 있다. 왼쪽이 감각신경모형이고, 오른쪽이 운동신경모형이다. 뇌가 신체를 어떤 비율로 바라보는지 나타낸 모형이다.

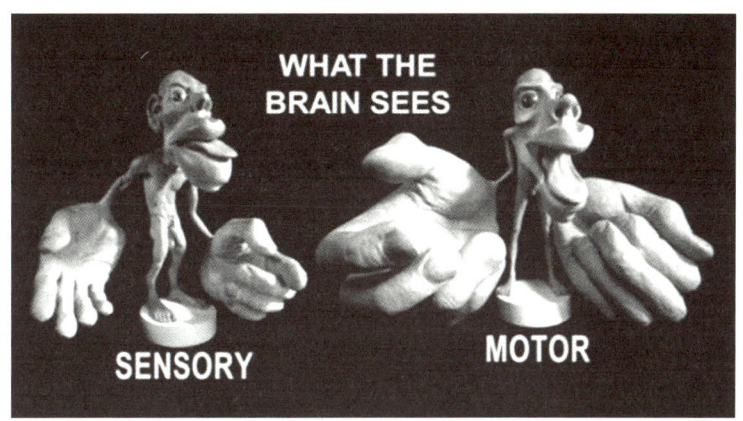

와일더 펜필드의 호문쿨루스

펜필드의 호문쿨루스는 뇌에서 몸의 신체 각 부분을 담당하는 신경들이 차지하는 비율에 따라 몸을 구현한 모습이다. 각 신체부위를 담당하는 뇌 부위의 크기에 따라 그려낸 모형이기 때문에 원래 인간의 모습과는 매우 다르다.

또한, 호문쿨루스는 '뇌와 신체 각 부위 간의 연관성 지도'라고도 한다. 인간의 뇌와 신체의 각 부위간의 밀접한 관계가 있는데 이를 나타냈기 때문이다. 대뇌피질에는 많은 신경세포가 분포하며 위치별로 받아들이는 신체감각이 모두 다르다. 그래서 대뇌피질의 비율에 따라 신체 부위를 구성하여 표현했다.

몸을 조절하는 것은 뇌다. 뇌가 전신에 분포된 감각신경을 통해서 자극을 받고 통제하며, 운동신경을 통해 반응하면서 신체를 조절한다.

뇌에 자극을 주는 것은 감각신경이다. 감각신경은 신체가 뇌로 신호를 보내는 경로이고, 운동신경은 뇌가 신체로 신호를 보내는 경로이다. 이렇게 감각신경과 운동신경은 서로 밀접한 상호작용을 한다.

호문쿨루스의 모형을 보면 뇌에 큰 영향을 끼칠 수 있는 부위를 단번에 알 수 있다. 두 가지 모형에서 모두 크게 표현된 부위는 어디인가?

단연 손이다. 손이 가장 크다. 손의 크기는 다른 부위에 비해 압도적이다. 이것은 손에는 감각신경 정보와 운동신경 정보를 전달하는 신경세포가 다른 신체 부위에 비해 더 많이 분포되어 있다는 것을 뜻한다. 흔히 손을 많이 사용하면 머리가 좋아진다고 하는데 그 이유가 여기에 있는 것이다.

아이를 둔 부모라면 누구나 한 번쯤 들어봤을 '소근육 발달놀이'의 이유도 마찬가지다. 여기서 소근육은 손과 손가락을 사용하는 작은 운동을 뜻한다. 소근육은 유아기 때 많이 발달한다. 그래서 생후 1년 후부터 취학 전까지 소근육 발달놀이를 하는 게 중요하다.

블록쌓기, 점토놀이, 모래놀이, 스티커 붙이기, 퍼즐, 종이놀이, 가위질, 그림 그리기, 색칠하기, 물감놀이, 글씨쓰기, 젓가락 사용하기 등을 자주 하면 소근육 발달과 함께 뇌 발달에 크게 도움이 된다.

그래서 왜 손을 사용하는 것이 성장기의 두뇌발달에 좋으며, 왜 노년층의 기억력 감퇴에 좋은지는 펜필드의 호문쿨루스를 보면 쉽게 이해가 된다.

우리나라 젓가락 문화에 대한 흥미로운 기사가 있어서 소개한다. 아래는 한국뇌과학연구원 장래혁이 브레인미디어에 2015년 8월 5일에 기재한 칼럼, '젓가락 문화에 담긴 한국인 두뇌발달' 내용 중에 일부분이다.

'젓가락 사용에 대한 유명한 일화가 있습니다. 노벨문학상 수상작인 '대지'의 작가 펄벅 여사가 1960년 우리나라를 처음 방문했을 때 경주의 어느 식당에서 어린 아이가 젓가락으로 콩자반을 집어먹는 모습에 감탄을 금치 못했다고 하지요. 도토리묵을 젓가락으로 먹는 모습엔 '밥상 위의 서커스'라는 표현을 했다는 얘기도 있는 것을 보면 외국인들의 눈에 비친 모습을 짐작할 만합니다.'

우리나라를 비롯하여 일본, 북한, 대만, 싱가폴 등 동아시아 국가들이 공통적으로 IQ가 높은 이유가 젓가락을 쓰는 문화와 관련이 깊다고 한다. 젓가락을 사용하면 손가락 관절 하나하나를 모두 포함하여 30여 개의 관절과 60여 개의 근육을 움직일 수 있게 된다. 이러한 움직임들이 신경을 타고 대뇌를 자극하여 뇌세포를 발달시키기 때문이다.

그러면 동아시아 국가들 중에서 우리나라 사람들의 IQ가 최고인 이유는 뭘까?

젓가락 재질에서 그 이유의 답을 찾을 수 있다. 다른 나라 사람들은 나무 젓가락을 사용하는 데 비해 우리나라 사람들은 쇠 젓가락을 사용한다. 쇠 젓가락은 나무 젓가락보다 훨씬 다루기가 어렵고 그만큼 손의 근육과 관절을 많이 사용해야 한다.

뇌는 손을 움직이는 데 신경세포의 약 30%를 쓴다고 한다. 한 개의 신경세포는 다른 1만 개의 신경세포와 연결되어 있다. 그래서 손 운동과 관련한 신경세포는 지적활동과 정서활동, 신체활동의 뇌 활동에도 크게 영향을 미친다. 그리고 뇌는 완성되면 전혀 변하지 않는 존재가 아니라 들어오는 정보에 따라 역동적으로 움직이는 가소성 기관이다. 그래서 손을 많이 움직이면 뇌가 발달할 수밖에 없다.

Do

실천에 관한 몇 가지 명언들을 소개한다.

행동가가 되라.
목표를 설정하고도 행동하지 않으면 당신의 목표는 이루어지지 않는다.
가만히 있지 말고 행동하라.

- 지그 지글라

행동으로 옮겨진 지식만이 마음에 남는 법이다.
행동은 당신의 인생을 부각시키고 행동은 세계를 형성한다.
행동은 말보다 그 소리가 크다.

- 탈무드

말하자마자 행동하는 사람,

그것이 가치 있는 사람이다.

- 엔니우스

마음만 가지고 있어서는 안 된다.

반드시 실천해야 한다.

- 이소룡

유능한 자는 행동하고 무능한 자는 말만 한다.

- 조지 버나드 쇼

진짜 위험한 것은 아무것도 하지 않는 것이다.

- 데니스 웨이틀리

'성공의 반대말은 실패가 아니라 도전하지 않는 것이다'라는 말도 있다. Think와 Write까지 잘 했어도 실천하지 않으면 말짱 도루묵이다. 그렇기 때문에 실천이 매우 중요하다. Think와 Write를 기반으로 반드시 'Do' 하자! 꼭 실천해서 Think → Write → Do의 끝매듭을 짓자.

첫번째의 끝매듭을 지으면 다시 처음으로 돌아간다.

1. Think - 해보니깐 어떤 것을 더 보완하거나 수정했으면 좋겠는지

생각한다.

2. Write - 떠오르는 생각들을 손으로 적는다.
3. Do - 손으로 적은 실천사항들을 다시 행한다.

세번째, 네번째 매듭도 마찬가지이다. Think, Write, Do! 이 세 박자가 잘 맞아야 한다. 그리고 반복되면 선순환이 되어 우리는 변화된 자신을 만날 수 있다.

건강에 대해 공부하자 - 아는 만큼 보인다

'사랑하면 알게 되고 알면 보이나니 그때 보이는 것은 전과 같지 않으리라.' 유홍준 교수의 『나의 문화유산 답사기』에 나오는 내용이다.

인생사가 그렇다. 회사생활, 가정생활, 건강, 운동, 육아, 공부, 자기계발, 취미활동, 대인관계등 모두 내가 아는 만큼만 보인다. 그러므로 가장 소중한 건강에 대해 공부하자.

왜? 건강이 다른 무엇보다 중요하니깐! 그리고 건강해야 다른 것들도 원활히 할 수 있으니 말이다. 건강 이외의 활동들은 조금 줄이거나 다음으로 미뤄서라도 건강에 대해 먼저 공부하자. 독서도 좋고, 건강관련 TV 프로그램도 좋고, 직접 전문가에게 상담하는 것도 좋다. 아니면 주변에 건강한 사람을 찾아 건강에 대해 편하게 대화해도 좋다. 건강도 내가 아는 만큼 보이는 법이다.

직장인들은 어떻게 하면 건강공부를 조금 더 효율적으로 할 수 있을까? 필자가 생각하는 방법은 아래와 같다.

첫째, 일단 건강에 관련된 무엇이든 시작한다.
둘째, 얻은 정보를 기록한다.
셋째, 생활에서 실천한다.
넷째, 실천하면서 느낀 점을 바탕으로 건강정보를 수정한다.
다섯째, 이 루틴을 반복한다.

첫째, 일단 건강에 관련된 무엇이든 시작한다.

처음에는 일단 건강에 관련된 무엇이든 시작하는 게 중요하다. 아리스토텔레스의 명언, '시작이 반이다(Well begun is half done)'라는 말도 있지 않은가! 무슨 일이든지 시작하기가 어렵지 일단 시작하면 일을 끝마치기는 그리 어렵지 않다. 일단 시작했다면 이미 절반은 성공한 것이다.

둘째, 얻은 정보를 기록한다.

내가 얻은 정보를 건강노트에 구체적으로 기록한다. 덧붙여서 건강정보에 대한 나의 생각과 현재 내 생활에 어떻게 적용할 수 있는지 함께 적는다.

왜 기록해야 되냐면, 사람은 망각의 동물이기 때문이다. 사람은 한 시간 이내에 들은 것의 90%를 잊어버린다고 한다. 기록하지 않은 정보는 시간이 지날수록 잊혀지지만 기록한 정보는 영원히 내 곁에 남아있다. 그리고 손으로 기록하는 것이 바로 나에게 필요한 정보로 가꾸는 일련의 작업이다. 정보는 필터링 없이 받아들이는 것보다 나에 의해 정제되고, 내 생각이 덧붙여진 것이 진정으로 나에게 필요한 정보가 된다.

끝으로 손으로 직접 쓰면 생각이 활성화된다. 손으로 쓰다 보면 이와 연관된 좋은 정보가 불현듯 떠오르기도 한다. 이렇게 손과 생각은 서로 밀접한 상호작용을 한다.

셋째, 생활에서 실천한다.

길을 안다는 것과 그 길을 걷는다는 것에는 큰 차이가 있다. 내가 알고 있는 그 길을 직접 걸어봐야 한다. 나의 오감을 통해 느낀 길일 때 비로소 마음에 남는 법이다.

행동가가 되자. 가만히 있지 말고 노트에 적은 내용을 토대로 현재 내 생활에서 실천하자.

넷째, 실천하면서 느낀 점을 바탕으로 건강정보를 수정한다.

사람이 처한 상황은 모두 다르다. 각 개인별 체질, 체격이 다르고 또는 주변환경이 다를 수밖에 없기 때문이다. 그래서 아무리 좋은 건강정보라도 동일하게 적용할 수 없다. 따라서 내가 접한 정보는 나에게 맞게 수정해야 하는 작업이 필요하다. 어떠한 정보는 나에게 전혀 안 맞을 수도 있다. 이때는 그 정보를 과감히 삭제하자.

끝으로 여기 언급된 4가지 루틴을 계속 반복한다.
　시간이 지날수록 나의 건강노트는 빼곡해지고 건강에 대한 나의 의식 수준은 높아진다. 그에 따라 나의 몸도 마음도 조금씩 더 건강해진다. 건강해지는 나를 몸소 느낄 수 있기 때문에 앞으로도 지속적으로 실천할 수 있게 된다.

　건강공부를 효율적으로 하는 방법에 '일단 시작하라'는 부분이 추가되었지만 이 루틴도 크게 보면 'Think → Write → Do'이다.
　먼저, 건강을 되찾기 위해 무엇을 할지 생각한다. 생각이 정리되면 필요로 하는 건강정보를 찾고 노트에 기록한다. 내 생각을 덧붙이고, 내 생활에서 적용가능한 항목들도 기입한다. 끝으로, 일상생활에서 꾸준히 실천한다. 실천하면서 느낀 점을 다시 노트에 기록한다. 기록한 건강정보가 나에게 도움이 되는지, 도움이 된다면 이대로 실천하는 게 좋을지? 아니면 나에게 맞게 조금 수정해서 하는 게 좋을지? 생각한다. 떠오르는 생각들을 모두 노트에 적고 다시 변경된 내용을 토대로 실천한다. 결국 이 루틴의 반복인 것이다.
　건강정보를 TV나 유튜브, 책, 카페, 블로그 등에서 찾아보면 다양한 방법들과 많은 자료들로 넘쳐난다. 워낙 정보가 방대해서 반드시 필터링이 필요하다. 건강정보를 얻는 데 있어서 딱 3가지만 유념하면 시행착오를 많이 줄일 수 있다.

1. 검증된 건강정보만 받아들인다.

필터링의 첫번째는 검증된 건강정보이다. 과학적인 방법으로 또는 많은 사람들에 의해 검증된 건강정보여야만 한다. 그렇지 않은 정보들은 과감히 무시하자. 이런 정보들은 대개 득보다 실이 많다. 몸 버리고, 시간 버리고, 돈 버리고, 마음도 버리는 무모한 짓은 하지 말자.

2. 상식적인 수준의 건강정보만 받아들인다.

필터링의 두번째는 일반적으로 사람들이 알고 있는 지극히 상식적인 수준의 건강정보다. 비상식적인 또는 대중화 되지 않은 건강정보들은 멀리한다.

인터넷 신조어에 '듣도 보도 못한 잡것'의 준말로 '듣보잡'이 있다. 대중들에게 잘 알려지지 않은 존재를 낮잡아 이르는 말인데, 건강정보에는 정말 듣보잡이 많다. 간혹 사람에 따라서 그런 정보가 도움이 될 수도 있으나, 아닌 경우가 훨씬 많고 또는 건강을 더 악화시키는 경우가 많다. 따라서 기존에 듣도 보도 못한 정보들에 신경 쓰지 말자. 지극히 상식적이고 대중화된 건강정보만으로도 건강을 되찾기엔 충분하다.

3. '단시간에 빠른 효과'라는 얄팍한 속임수에 넘어가지 말자.

몸은 정직하다. 건강을 위해 노력한 만큼 결과가 좋아지기 마련이다. 그리고 이 변화는 급진적인 것보다는 점진적인 것이 좋다. 급진적인 변화는 몸에 무리를 주게 되고, 다른 부작용을 동반하는 경우가 많기 때문이다.

한 달에 10kg 감량, 한 달 안에 식스팩 만들기 등을 위해 극단적인 식단과 고강도 운동을 한다. 본인이 의지의 화신이라 힘들고 고통이 와도 꾹 참고, 참아서 결국 목표를 달성했다고 치자. 외형적으로 볼 때는 전보다 건강해졌다. 하지만 내형적으로도 건강해졌을까?

결론은 무늬만 건강하게 보일 뿐이지 실제로 건강검진을 해보면 건강을 나타내는 각종 지표들이 안 좋은 결과를 가리킨다.

건강은 '단기간에 바짝' 하는게 아니라 '평생유지 관리'해야 한다. 우리 몸은 기계가 아니다. 어떤 부분이 고장나면 단순히 그 부분만 교체해서 다시 원활하게 작동되는 기계와는 다르다. 인체는 기계와는 비교할 수 없을 정도로 정교하고, 복잡하기 때문이다. 뇌, 신경, 혈관, 각종 장기들, 뼈, 근육, 신경 등이 모든 것들이 유기적으로 연관되어 있고 서로 밀접한 상호작용을 한다.

극단적인 식단과 고강도 운동의 또 다른 문제는 지속할 수 없다는 데 있다. 이유는 힘들기 때문이다. 평소에 먹는 식단과 판이하게 다르게 먹는 음식과 평소에는 하지 않았던 운동을 하는 게 절대 만만치 않다.

하지만 시간을 길게 놓고 보면 문제는 달라진다. 한 달이 아닌 짧게는 6개월 또는 1년, 길게는 평생을 놓고 건강을 위한 운동과 식단을 계획해 보자. 그러면 일상생활에서 쉽게 실천할 수 있다.

평생 건강을 위한 운동을 생각한다면 하루 10분 더 걷기, 한 정류장은 걷기, 5층 이하는 계단 이용하기, 대중교통 이용하기, 점심식사 후 산책하기, 출퇴근시 5분씩 더 걷기, 틈틈히 스트레칭하기 등도 좋은 방안이 될 수 있다.

평생 건강을 위한 식단도 마찬가지이다. 지금 먹고 있는 음식에서 내가 감내할 수 있는 범위 내에서 음식의 양과 종류, 횟수를 조절한다. 양을 줄이기 위해 밥 한 숟가락 덜 먹는 것도 좋고, 반찬 한 젓가락 덜 먹는 것도 좋다. 저염을 실천하기 위해서 국물 남기기, 김치 한 젓가락 줄이기도 좋다. 빵을 먹을지, 김밥을 먹을지, 삼겹살을 먹을지, 보쌈을 먹을지, 짬뽕을 먹을지, 우동을 먹을지 등 음식의 종류도 내가 지킬 수 잇는 범위내에서 하면 된다. 인스턴트 식품 이용 횟수를 줄이거나, 외식횟수를 줄이는 것도 마찬가지이다. 음식 조절로 오는 스트레스 지수가 높으면 결코 성공할 수 없다.

이제는 변해야 한다. 나를 위해서 그리고 사랑하는 가족을 위해서라도 건강을 되찾아야 한다. 건강을 되찾기 위해서 건강에 관심을 갖자. 아는 만큼 보인다. 건강공부를 하고 생활 속에서 실천하자.

내일부터는 없다.
오늘부터, 현 시간부로, 지금 당장 변하자!

제2장

직장인 몸이 경쟁력이다

15분
기적의 코어운동

나는 세상을 강자와 약자, 성공과 실패로 나누지 않는다.
나는 세상을 배우는 자와 배우지 않는 자로 나눈다.
- 벤저민 바비

운동은 해결사다

직장인들의 체력 수준

얼마 전, 팀 야유회로 서울 근교 산을 찾았다. 2시간 남짓한 산행코스였다. 등산을 즐겨하시는 분의 말씀에 따르면 쉬운 코스라고 하셨다. 하지만 결과는 정반대였다.

오르막이 계속 이어지자 앞, 뒤 거친 숨소리와 함께 발걸음은 더디어졌다. 힘이 드니깐 시간은 더더욱 안 가고, 팻말에 적혀있는 정상까지 남은 거리는 좀처럼 줄지가 않는다. 여기 저기에서 탄성의 목소리가 나왔다.

"휴대폰이 이렇게 무거운지 오늘 처음 알았어!"
"도대체 정상은 어디에 있는거야? 가도 가도 끝이 없네."

"다시 처음으로 돌아가고 싶다……."

200g 정도 되는 휴대폰의 무게가 무겁게 느껴질 정도라니 정말 산행이 많이 힘드셨나 보다. 2시간으로 예상한 산행은 3시간이나 지나서야 끝이 났다.

산행 후 팀원들의 얼굴은 대부분 '나, 오늘 정말 힘들었어요…'라는 말을 하고 있었다. 하산 후 보니 몇 분은 무릎 관절이 안 좋으셔서 등산을 시작도 못하셨다. 이후 일정에 족구 경기가 있어서 나는 몇 분들에게 몸을 풀자고 제안했지만 다들 쉬어야 한다며 손사래를 치셨다.

정기적이라고 할 수는 없지만 일년에 두세 번 정도는 퇴근 후 팀원들끼리 풋살을 한다. 시작 전에는 친목 도모로 하는 거니깐 격하게 하지 말자고 한다. 하지만 편을 나누고, 공이 자기 앞에 오면 모두 이성을 잃는다. 몸싸움이 장난 아니다.

그런데 이 격함도 10분을 넘기지 못한다. 공을 여기 달라고 크게 외치던 차장님도, 이리 저리 신나게 뛰어 다니던 과장, 대리, 사원들도 크게 다르지 않다. 체력들이 다 고만고만하다는 말이다. 시간이 지날수록 세트 중간 쉬는 시간은 더 길어지고 걷는 사람들과 지켜보는 사람들이 점점 많아진다.

이것이 직장인들의 체력 현주소다. 여러분 회사도 크게 다르지 않을 것이다.

건강은 '3 잘 하기' – 잘 놀기, 잘 먹기, 잘 자기

어떻게 해야 직장인들의 건강을 되찾을 수 있을까?

'3 잘 하기'를 실천하면 된다. 여기서 말하는 3 잘 하기는 '잘 놀기, 잘 먹기, 잘 자기'다. 3 잘 하기에서의 핵심이자 시작은 '잘 놀기'다.

잘 놀기를 신체활동으로 생각해 보자. 운동이 될 수도 있고, 생활 속에서 이동하거나 물건을 들거나 등 각종 움직임이 될 수도 있다. 잘 놀아야 잘 먹게 된다. 그리고 잘 놀아야 잘 자게 된다. 그렇다고 해서 잘 놀기만 하고 잘 먹기와 잘 자기를 소홀히 해도 된다는 말은 아니다. 잘 먹기와 잘 자기도 잘 놀기 못지않게 중요하다. 건강은 어느 한 가지만으로 지켜지지는 않는다. 우리 몸은 3 잘 하기가 모두 균형이 이루어졌을 때 건강해진다. 다만 내가 말하고 싶은 요지는 '세 가지 중에 무엇부터 시작해야 더 효율적일까?', '바쁜 직장인들에게 무엇이 제일 부족할까?'의 관점에서 생각해보면 '잘 놀기가 우선이다'는 것이다.

이것은 조금만 생각해봐도 알 수 있다. 속이 비어 있지 않은 상태에서 먹는다면 잘 먹기 힘들다. 채우기보다 비우기가 먼저다. 그래야 많은 것을 다시 채울 수 있다. 몸이 피곤하지 않은 상태에서 잘 자기란 쉽지 않다. 몸이 피곤해야 쉽게 잠들 수 있고 또 숙면도 할 수 있다.

 우리 직장인들에게 잘 놀기와 잘 먹기, 잘 자기 중에서 무엇이 제일 부족할까?

 먹는 것은 오히려 많이 먹어서 문제이고, 수면시간은 OECD 평균 수면시간에 비해 부족하긴 하지만 대부분 사무실 직장인들의 경우 '점심시간의 낮잠'으로 보충하고 있다. 마지막 남은 잘 놀기, 직장인들의 신체활동에 주목해 보자.

 직장인들의 신체활동은 턱없이 부족한 게 현실이다. 많은 신체활동으로 이루어진 운동이 건강에 중요한 것은 누구나 안다. 하지만 오늘 당장 하지 않아도 크게 문제가 되지 않기에 미루고 미룬다. 운동을 하기 위해 하루에 일정한 시간을 배정하는 것은 고사하고, 일상생활에서의 움직임조차 최소화 한다.

 1.5km의 거리, 걸으면 대략 20분정도 된다. 이 거리조차 대부분의 사람들은 자가용 또는 대중교통을 이용한다. 걸으면 큰일나는 줄 안다. 이 더운 날에 또는 이 추운 날에 왜 힘들게 걷느냐는 거다. 왜 사서 고생하냐는 거다. 차타고 가면 편하고, 빨리갈 수 있는데 말이다. 물론 편리한 교통수단을 이용하는 것을 부정하지 않는다. 하지만, 신체활동량이 극히 부족한 직장인들이 이러한 생활들을 고수한다면 하루 먼저 하늘나라로 갈 수 있음을 명심해야 한다.

또한, 이것이 직장인들은 3 잘 하기에서 제일 부족한 잘 놀기에 더욱 신경을 써야 하는 이유다.

잘 놀려면 도대체 어떻게 해야 하는가? 답은 명확하다. 신체활동량을 늘리면 된다. 어떻게?

'의도적으로!'

우리는 의도적으로 신체활동량을 늘려야 한다. 이것이 유일한 해결책이다. 하루에 운동하는 시간을 배정하거나 일상생활에서 활동량을 늘리는 방안으로 고려해야 한다.

Vital Behavior는 운동이다

Vital Behavior는 원하는 것을 얻기 위해 Key가 되는 중요한 행동을 말한다. 매우 복잡하고 해결에 오랜 시간이 걸릴 것 같은 어려운 문제들도 Key가 되는 행동의 실천만으로도 엄청난 변화를 낳을 수 있다. 쉽게 말하면 Vital Behavior는 물길을 터주는 첫번째 행동이다.

내가 생각하는 Vital Behavior는 단연 운동이다. 본인에게 적합한 강도로 규칙적으로 하는 운동은 모든 것을 선순환시키기 때문이다.

운동만큼 짧은 시간에 확실한 효과를 내는 것은 없다. 운동을 하면 몸이 바로 반응한다.

혈액순환이 원활해지고, 뇌가 활성화 되고, 에너지가 생긴다. 스트레스는 해소되고, 잘 먹게 되고, 잘 자게 된다. 자존감과 면연력도 높아진다. 건강해지고, 열정과 끈기를 바탕으로 목표로 하는 것을 성취해나가는 자기 주도적인 삶이 된다.

페이스북의 창업자이자 CEO인 마크 주커버그는 '뜨거운 열정보다 중요한 것은 지속적인 열정이다'라고 말했다.

지속적인 열정을 한단어로 표현하면 'GRIT'이다. 『GRIT』이라는 제목의 책이 있다. 미 펜실베니아대학교 심리학과 교수 앤젤라 더크워스가 쓴 책으로 아마존 25주 연속 베스트셀러 1위, 포브스와 월스트리트저널 선정한 2016년 최고의 책이다.

앤젤라 더크워스는 IQ나 재능보다 훨씬 더 정확하게 성공을 예측하는 변수는 GRIT이며, 성공한 사람들은 공통적으로 GRIT지수가 높다고 주장한다.

GRIT을 우리나라 말로 바꾸면 '끈기'다. 작가는 끈기를 기르기 위한 4가지 방법을 제시했다.

1. 관심을 가지고 열정의 대상을 찾아라.
2. 집중적으로 연습하라.
3. 높은 목적의식을 가져라.

4. 다시 일어나는 자세, 희망을 품어라.

하지만 나는 다르게 생각한다. Vital Behavior의 관점에서 본다면 끈기를 기르는 첫번째는 운동이다. 끈기가 있을려면 에너지가 있어야 한다.

규칙적인 운동은 가장 높은 효율로 에너지를 만들기 때문이다. 따라서 본인에게 적합한 강도로 하는 규칙적인 운동이 무엇보다 우선이다.

지속적인 열정, 즉 끈기가 있을려면 에너지가 충만해야 한다. 매일, 매일의 에너지를 충전하는 일등공신은 단연 운동이다.

운동의 효과

운동의 사전적 의미는 '사람이 몸을 단련하거나 건강을 위하여 몸을 움직이는 일'이다. 운동이 건강을 위하여 몸을 움직이는 일이라고 볼 때 앞에서 언급된 잘 놀기, 즉 신체활동을 운동으로 봐도 무방하다. 이제는 신체활동을 운동으로 보고 이야기해 보자.

몸이 아프면 병원에 간다. 의사가 진찰을 하고, 처방해 준다. 그리고 항상 빠지지 않고 말하는 단골 메뉴가 있다. 그것은 바로 '운동하라'는 충고다. 이 말은 적합한 강도의 운동을 규칙적으로 한다면 병원에 갈 횟수를 획기적으로 줄일 수 있다는 뜻이다. 직장인들에게 발생하는 질병들은 대부분 운동을 안 해서 기인하는 경우가 많기 때문이다.

인체는 운동이 부족하면 체력이 떨어지고, 신체기관의 기능도 저하된다. 기능저하는 노화를 앞당기고, 성인병 등 각종 질병의 원인이 된다. 성인병을 또다른 말로 '운동부족병'이라고 부르는 이유도 운동부족과 밀접한 관련이 있기 때문이다.

운동부족이 사망과 장애의 10대 원인 중에 하나라는 사실을 알고 있는가? 세계보건기구(WHO)는 운동부족이 사망과 장애의 10대 원인 가운데 하나라고 보고했다. 매년 전 세계에서 2백만 명 이상이 운동부족으로 사망하며, 각국의 성인 가운데 60~85%가 건강에 이로울 만큼 충분한 신체활동을 하지 못한다고 발표했다.

나와 함께 근무하는 팀원들을 봐도 상황은 유사하다. 규칙적으로 운동하는 사람은 한 손에 꼽을 정도로 정말 몇 명 안 된다. 몇 명 안 되기는 하지만 규칙적으로 운동하는 동료들에게 아래와 같이 물어봤다.
"지난 한 해 동안 병원에 몇 번 갔어요?"
그들은 이렇게 대답했다.
"한두 번 갔었나? 별거 아니여서 기억이 잘 안 나네요."
"딱히 간 기억이 없는 것 같은데요, 뭐, 병원 갈 일이 있어야 가지요?!"
운동에는 도대체 어떤 마법과 같은 효과가 있길래 병원에 갈 횟수를 기하급수적으로 줄일 수 있을까? 많은 연구를 통해 보고된 운동이 주는 효과는 크게 5가지이다.

본인에게 적합한 강도의 규칙적인 운동은 몸 건강, 뇌 발달, 수면의 질 향상, 마음 건강과 면역 증진에 큰 도움을 준다.

먼저, 운동을 하면 몸이 건강해진다.

운동은 몸의 신체기능을 향상시킨다. 신체 각 부위의 주요 근육이 발달되어 근육 내 모세혈관의 밀도가 늘어남으로써 외부 자극에 대한 몸의 반응속도가 증가하고, 맵시 있는 바디라인이 형성된다.

심장의 용량, 크기가 증가하고, 폐의 기능인 폐활량도 증가한다. 혈행이 개선되어 심혈관질환 예방 효과가 있다. 허리둘레가 줄어들고, 중성지방 수치와 혈압 및 혈당 수치가 낮아져 대사증후군 증상이 크게 개선된다. 시력이 회복되는 사례도 많고, 각종 노폐물이 땀으로 배출됨으로써 피부가 좋아져 저절로 안티에이징이 된다. 또한, 뼈의 밀도를 높여 더욱 튼튼한 뼈가 된다.

둘째, 뇌가 발달한다.

운동을 통한 다양한 신체움직임들이 뇌의 모든 영역이 고루 자극해 뇌 발달에 큰 도움을 준다. 그래서 상황 판단이나 추리 등의 지능이 발달하게 되고, 심지어 운동과는 전혀 상관이 없을 것 같이 보이는 언어능력까지 향상되는 효과가 있다.

어떤 뇌과학자는 '운동은 몸을 좋게 한다기보다 뇌를 좋게 하는것'이라고 표현하는게 더 정확하다고 한다. 뇌는 기본적으로 정보를 입력받고 처리하는 이른바 정보처리기관이다. 뇌에 다양하게 입력된 정보는 바깥으로부터 온 것들이 대부분이다. 뇌가 바깥에서 가장 많은 정보를 받는 대상은 바로 '몸'이다. 몸 곳곳에 퍼져있는 수 많은 신경들을 통해서 다양한 정보들을 전달 받게 되는 것이다. 그래서 몸을 많이 움직이는 운동을 하게 되면 뇌에 강한 자극을 주게 된다. 뇌는 다양한 정보들에 반응하거나 처리함으로써 그 결과 뇌가 좋아지는 것이다.

셋째, 수면의 질이 높아진다.

운동 후 찾아오는 피로는 수면의 질을 향상시킨다. 국민건강보험공단이 발표한 자료에 따르면 불면증 등 수면장애로 병원을 찾은 환자는 2010년 28만 9,500명에서 2015년 45만 5,900명으로 57% 이상 급증했다. 이 수치는 바쁜 현대인의 생활과 비만 인구 증가, 노인 인구 증가, 스트레스 증가, 늦은 밤 잦은 스마트폰 사용과 TV 시청 등으로 지속적으로 증가할 것으로 예상이 된다.

수면장애는 단순히 잠을 이루지 못하는 불면증뿐만 아니라, 코골이로 숙면을 취하지 못하는 수면무호흡증, 밤에 6시간 이상 자도 낮에 졸리는 현상이 나타나는 과다수면증, 잠들 무렵 다리에 느껴지는 불편감으로 잠을 못 이루는 하지불안증후군 등 무려 80여 가지에 달한다.

성인의 약 1/3이 불면증을 경험한 바 있다고 한다. 만성 불면증은 정신병과 사망률까지 증가시키기 때문에 우리는 수면장애에 보다 적극적으로 대처해야 한다.

전문가가 말하는 수면장애 치료법은 크게 두 가지로 요약된다. 수면의 질을 높이는 것과 수면시간을 늘리는 것이다.

운동은 수면의 질을 개선시킨다. 운동할 때는 근육과 더불어 신경계도 사용됨으로 '피로하면 졸리는 기능'이 더욱 강화되기 때문이다. 그래서 운동은 잠이 드는 시간을 짧게 하고 수면 중에 깨는 빈도를 줄이게 한다. 그 결과 수면의 질이 높아지는 것이다.

몸에 근육이 많은 사람일수록 잘 잔다는 사실을 알고 있는가? 효소 소비량이 많은 동물일수록 잘 잔다는 연구결과가 있다. 근육량과 효소 소비량은 비례하므로 근육이 많을수록 효소 소비량이 많아지기 때문에 근육질인 사람일수록 잘 자게 된다는 것이다.

넷째, 마음이 건강해진다.

운동을 통해 우리는 감정의 안정성을 확보할 수 있다. 운동은 인간의 공격 본능과 부정적 사고를 해소시키는 데 효과가 있다. 운동은 인간에게 내재된 공격적 본능과 외부환경으로부터 오는 스트레스를 해소시켜 마음을 편안하게 해 준다.

그리고 운동은 일상생활 속에서 자신감을 갖게 하여 대인관계도 원만하게 해 준다. 또한 매사에 능동적이고 긍정적 사고를 갖게 하며, 근육의 긴장 상태를 적절하게 이완시켜 마음을 편안하게 해 준다.

여러가지 복잡한 생각들로 마음이 심란할 때 나는 운동을 한다. 땀을 흘리고 나면 언제 그랬냐는 듯이 정말 깔끔하게 정리가 된다. 별거 아닌 것 갖고 왜 스트레스를 받았나 싶다. 참, 신기하다. 이것이 내가 매일 적게라도 꾸준히 운동을 하는 이유이기도 하다.

우리의 삶은 '중용(中庸)'이 밑바탕이 되어야 한다. 지나치지도 않고 모자람도 없는 중간 상태인 '중용'이 되어야 한다.

플라톤은 인간행위의 준칙으로 '절제·용기·지혜·정의의 4덕'을 말하는데, 이 덕은 '균형과 조화'라는 중용의 사상 위에 세워진 것이다.

플라톤의 제자인 아리스토텔레스는 '인간에게 누구나 있는 충동과 욕망이 인간생활을 지배하게 해서는 안 되며, 중용으로 조정되어야 한다'고 했다. 또, 그는 '인간이 살아가는 궁극적인 목적은 행복이다', '행복하기 위해서는 덕을 쌓아야 하고, 덕을 쌓기 위해서는 중용의 생활 자세가 중요하다'고 말했다.

우리의 삶도 마찬가지이다. 머리 사용과 몸 사용이 균형과 조화를 이뤄야 원활히 작동한다. 앉아서 머리를 많이 썼다면 이제는 자리에서 일어나 몸을 쓸 차례다. 그렇지 않으면 몸이 화를 낸다.

머리가 복잡해지고, 마음은 답답해지면 지금은 몸을 써야 할 때임을 깨달아야 한다. 바로 운동이 필요한 때임을 알아야 한다. 앉아서 하는 일은 이제 그만! 지금 하던 것을 멈추고 자리에서 일어나자. 그리고 몸을 움직이자. 운동하자. 그러면 문제는 자연스레 해결된다.

'균형잡힌 삶을 살아라. 당신의 몸과 마음, 그 어느 한쪽으로 치우침없이 조화롭고 굳세게 그리고 순수하게 나아가라.'

- 인디언 도덕경 중에서

끝으로, 운동을 하면 면역이 증진된다.

운동은 질병과 외부의 임상 자극에 대한 면역반응에 긍정적 영향을 준다. 운동은 면역에 관련된 세포수를 증가시키고, 자체의 기능을 향상시키는 효과도 있다. 또한, 힘든 생활에서 비롯되는 피로에 대한 내성 능력을 향상시킨다. 그리고 간염과 같은 각종 병원체를 이길 수 있는 저항 능력 향상에도 큰 도움을 준다. 우리나라 사망률 1위인 암도 운동으로 호전되는 사례가 많다.

심지어 운동은 흡연자라할지라도 규칙적으로 운동하는 사람은 운동 안 하는 비흡연자보다 건강하다고 한다. 미 외과의사학회에서는 아래와 같이 발표했다.

"흡연자, 고혈압 환자, 고콜레스테롤혈증 환자도 운동을 지속하면 운동하지 않는 비흡연자보다 오래 살 수 있다"

건강 위험요소를 가진 사람이라 할지라도 운동을 지속하면 운동하지 않는 비흡연자보다 사망확률이 약 15% 저하된다고 한다. 흡연자라 할지라도 운동하는 게 더 낫다는 뜻이다. 이것은 '운동하지 않는 것은 흡연보다 더 해롭다'고 생각해볼 수 있지 않을까!

운동이 주는 값진 열매가 몸 건강, 뇌 발달, 수면의 질 향상, 마음 건강과 면역 증진이다. 그래서 규칙적으로 운동하는 사람은 항상 에너지가 넘치고 적극적이며 긍정적이다.

산화적 스트레스 검사결과

규칙적으로 하는 운동의 효과를 객관적으로 나타내는 자료가 있어서 소개한다. 정기적으로 실시하는 종합건강검진 항목중에 산화적 스트레스 검사가 있다.

다음은 2016년 11월 30일, 종로 하나로 의료재단에서 실시한 필자의 산화적 스트레스 검사결과다.

검사 결과를 본 의사가 먼저 놀랐고, 상황 설명을 들은 나도 놀랐다. 산화적 스트레스 검사결과 유형별분석이 'A'로 최고 등급을 받았기 때문

산화적 스트레스 검사결과

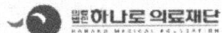

접수번호	003149087	검 진 일	2016-11-30
성 명	이규하	주민번호	-1******
회 사 명	대림산업 주식회사	부 서	토목(P)설계팀
주 소	04738 서울특별시 성동구 독서당로 272 (금호동4가, 금호동 대우아파트)		

검사항목	결 과 치	정상참고치	유형별분석
TOS (활성산소)	2.97	6.0 미만	A
TAS (항산화력)	2.1	1.2 이상	

상 태		TOS (활성산소) μmol/L	TAS (항산화력) mmol/L
매우좋음	Very good	< 2.0	> 1.80
좋음	Good	2.00 ~ 4.00	1.50 ~ 1.80
정상	Normal	4.00 ~ 6.00	1.20 ~ 1.50
나쁨	Poor	6.00 ~ 8.00	0.90 ~ 1.20
매우나쁨	Very poor	8.00 ~ 10.00	0.60 ~ 0.90
심각함	Severe	> 10.00	< 0.60

유형별 분석결과 해석

A	매우 높은 항산화력을 나타내고 있으며, 활성산소는 정상 범위입니다. 활성산소로 인한 스트레스가 없는 매우 좋은 최적의 상태입니다.
B	높은 항산화력을 나타내고 있으며, 활성산소는 정상 범위입니다. 항산화제를 복용 중이시라면 섭취하기 시작하면서 나타나는 일시적인 현상일 수 있습니다. 체내에 적응될 때까지 꾸준히 드시길 권장합니다. 활성산소로 인한 스트레스가 없는 좋은 상태입니다.
C	체내 항산화력과 활성산소 수치가 모두 정상범위를 나타내고 있습니다. 활성산소로 인한 산화스트레스가 없는 상태로 밸런스가 잘 이루어진 상태입니다.
D	활성산소는 정상이나 체내 항산화 능력이 부족한 상태입니다. 산화스트레스에 의한 피해 가능성이 있습니다. 생활습관의 점검이 필요하며, 아울러 항산화 능력을 향상시킬 수 있는 음식 또는 적절한 운동, 항산화제의 섭취가 필요합니다.
E	매우 높은 항산화력을 보이고 있습니다. 그러나 동시에 활성산소 또한 매우 높은 단계로 주기적인 산화스트레스 검사 및 관리가 필요합니다. 산화적 스트레스가 높은 상태에서 항산화제복용으로 인해 일시적으로 나타는 현상일수도 있으니 참고하시기 바랍니다.
F	활성산소가 정상 범위를 넘어선 상태입니다. 항산화 능력은 높으나, 활성산소로 인한 산화적 스트레스가 항산화 능력으로 커버가 되지 않고 있습니다. 높은 항산화력은 항산화제의 일시적인 복용으로 인하여 나타날 수 있으며, 훈련 강도가 높은 운동선수나 과다한 운동으로 인하여 산화적 스트레스가 증가하는 체육인에게서도 훈히 볼 수 있습니다. 산화스트레스를 초래하는 원인을 제거하고 반복 검사를 통한 산화스트레스 관리가 필요합니다.
G	항산화력은 정상이나 활성산소가 높은 상태입니다. 활성산소로 인한 산화적 스트레스가 현재의 항산화력으로 커버가 되지 않고 있습니다. 산화스트레스에 지속적인 피해가 예상되며, 이로 인한 피로, 무기력감을 느낄 수 있습니다. 산화스트레스를 초래하는 원인을 제거하는 노력이 필요하며, 규칙적인 생활습관과 운동을 권장합니다.
H	활성산소가 높고 항산화력이 매우 낮은 가장 좋지 않은 결과입니다. 면역기능 저하 또는 암 범주에 나타날 수 있는 결과입니다. 과도하게 발생되는 활성산소가 신체에 지속적인 피해를 주고 있는 상태입니다. 약세자류자, 만성퇴행성 질환자, 임산부, 빗사선, 화학요법, 대체 후로본 치료지의 경우는 일시적으로 높은 산화스트레스를 보일 수도 있음을 고려해야 합니다. 산화스트레스를 초래하는 원인을 제거하는 노력이 필요하며 일정 기간 경과 후 재검사에도 같은 수치가 나타날 경우 정밀검사를 통한 질병 유·무 확인이 필요하며 항산화력을 높이기 위한 항산화체의 섭취가 반드시 필요합니다. (의사와 적극적 상담 필요)

이다. A 등급은 매우 높은 항산화력을 나타내며, 활성산소는 정상 범위이며, 활성산소로 인한 스트레스가 없는 매우 좋은 최적의 상태이다. 그래서 A 등급은 가장 이상적인 등급이며, 모두가 희망을 하지만 거의 받기 힘든 등급이라며 평소 건강관리를 잘 하는 것 같다며 비결을 물었다.

이 질문에 대한 필자의 대답은 무엇이었을까?

독자들도 답은 예상 했겠지만, 나의 대답은 '규칙적으로 운동하고 있습니다'였다.

활성산소 수치는 낮으면 낮을 수록 좋고, 항산화력은 높으면 높을 수록 좋다. 활성산소의 정상 수치의 기준은 6 이하인데, 필자의 활성산소 수치는 2.97로 '좋음' 상태였다. 항산화력의 정상 수치의 기준은 1.2 이상인데, 필자의 항산화력은 2.1로 '매우좋음' 상태였다.

이렇게 규칙적으로 운동을 하면 활성산소 수치는 낮아지고, 항산화력은 높아진다.

몸이 먼저다

몸 vs 정신

『몸이 먼저다』, 3천 번의 기업강의와 700명 CEO 만남으로 유명한 한근태 작가의 책 제목이다. 저자는 이 책에서 운동을 시작하며 얻게 된 깨달음을 바탕으로 몸과 운동에 대한 지식, 그리고 운동이 가져다 준 놀라운 선물에 대해 이야기한다. 특히 스트레스가 많고 머리를 주로 사용하는 사람들은 꼭 운동을 시작하라고 말한다.

이 책에 수록된 저자의 글을 일부 인용한다.

'우리가 몸을 지키지 못하면 지금 버는 돈, 미래의 찬란한 계획은 말짱 헛일이다. 돈도 그렇다. 건강을 희생하며 번 돈, 그렇게 돈 벌어서 무엇을 할 건가? 아마도 무너진 건강을 되찾기 위해 번 돈을 다 쓰게 될지도 모를 일이다. 많이 번 돈으로 6인실 대신 1인실에 누울 수 있는 게 유일한 호사일지도 모른다.'

'몸이 약해지면 정신도 무너져 내린다. 몸이 아프자 정신이 더 아팠다. 육체의 컨디션이 좋지 않으면 하려는 일도 할 수 없다. 정신력만 있다고 되는 게 아니다. 사실 체력이 더 중요하다. 오히려 정신력은 아끼고, 아껴서 마지막에 발휘해야 한다. 처음부터 정신력으로 밀고 나가는 자의 경기는 불을 보듯 뻔하다.'

'시간이 없어 독서를 하지 않은 게 아니라 독서를 하지 않기 때문에 그렇게 바쁜 것이다. 운동도 그렇다. 운동할 시간이 없는 게 아니다. 운동을 하지 않기 때문에 더 바빠지는 것이다. 자주 아프고, 잘못된 의사결정을 하고, 하지 않아도 되는 일에 쓸데없이 시간을 쓰게 된다.'

'몸이란 당신이 사는 집이다. 지식이나 영혼도 건강한 몸 안에 있을 때 가치가 있다. 몸이 아프거나 무너지면 별 소용이 없다. 집이 망가지면 집은 짐이 된다.'

여러분은 어떻게 생각하는가? '몸이 먼저다'라는 저자의 생각에 동의하는가?

현시대를 살아가는 대부분의 직장인들은 머리 쓰는 일에 많은 시간을 할애한다. 반면, 몸 쓰는 일에는 소홀히 한다. 이제는 몸 쓰는 일에 우선 순위를 두어야 한다. 먼저 몸을 관리하면 나머지는 자연스레 해결이 되기 때문이다.

나는 '운동을 하지 않기 때문에 더 바빠지는 것이다. 자주 아프고, 잘못된 의사결정을 하고, 하지 않아도 되는 일에 쓸데없이 시간을 쓰게 된다'는 문장에서 깊은 감명을 받았다. 본인에게 적합한 강도의 규칙적인 운동을 한다면 아프지 않고, 올바른 의사결정을 하게 되고, 꼭 해야 되는 일만 하기에 시간을 아낄 수 있다. 이렇게 절약한 시간들은 여유있는 삶을 살 수 있는 토대가 된다.

내가 있는 위치에서 바로 앞만 보고 달리지 말자. 조금 더 높은 곳에서 넓게 바라보자. 나무를 보지 말고 숲을 바라보자. 그러기 위해서는 그 무엇보다 먼저 운동을 해야 한다. 운동을 하지 않았기 때문에 더 바쁘고, 시간도 없는 것이다. 시간이 남아서 운동을 하는 게 아니다. 이제는 시간을 만들어서 운동하자. 운동을 다른 것보다 먼저 하자. 그러면 하루가 정말 놀라울 정도로 바뀔 것이다. 한마디로 180도 다른 삶을 살수 있게 된다.

100km 울트라 마라톤, 한국 신기록 보유자(6시간 35분 57초), 철인 3종 경기 국내 1위의 성적을 갖고 있는 사람, 바로 함연식 프로다. 함연식 프로의 세미나 '내 몸을 보호하며 달리는 방법'에서 함프로는 이런 말을 했다.

"진정한 프로는 정신력을 발휘하지 않습니다. 몸이 자동적으로 모든 것을 감당하는 사람만이 진정한 프로입니다."

그는 실력있는 마라톤 선수들은 정신력을 사용하지 않는다고 한다. 만약 선수가 정신력을 보이는 행동을 했다면 그것은 전략적으로 이용한 것이라고 했다. 라이벌 선수를 겨냥해 힘들게 보이거나, 힘들게 보이지 않게 '포커페이스'를 한 경우라고 일축했다. 몸이 감당하지 못하고 정신력이 개입되면 될수록 부상에 더 가까워진다고 한다. 달리기 동호인들도 내 몸을 보호하며 달리려면 정신력 개입은 최소화해야 한다고 말했다.

운동을 부상없이 건강하게 오래하려면 정신력보다는 몸에 더 집중하고 관리해야 한다. 운동하면서 흔히들 외치는 '악으로, 깡으로'하는 정신력 개입은 없어져야 한다.

필자는 마라톤, 철인 3종 경기를 하면서 부상으로 그 좋아라하는 운동을 이제는 더 이상 하지 못하고 떠나는 사람들을 많이 봤다. 특히 달리기 초보자가 마라톤 풀코스를 도전할 때 부상을 입게 되는 경우가 많다.

훈련량을 더 채워서 몸이 풀코스 완주에 감당할 수 있도록 만들어져야 됨을 생각하지 않고, 오로지 '마라톤은 악으로, 깡으로, 정신력으로 하는 거야'라는 잘못된 생각을 갖고 있기 때문이다.

그리고 부족한 훈련량으로 인해 30km 이후 찾아오는 체력적 한계를 나

자신과의 싸움이라 여기며 절대로 지지 않겠다고 다짐한다. 42.195km 결승선을 통과할 때까지는 보폭을 줄여 달릴지언정 절대로 걷지 않겠다고 굳게 맹세한다. 걷는다는 그 자체가 내 자신과의 싸움에서 진 것이라고 간주하기 때문이다.

몸이 힘들고, 아파도 입을 꽉 물면서 발을 거의 끌다시피 해서도 달린다. 정말 대단한 정신력의 소유자다. 강한 정신력에 진심으로 경의를 표한다. 하지만 강한 정신력으로 힘들게 마라톤 풀코스를 완주할 수는 있겠지만 부상으로 더 이상 마라톤을 할 수 없다는 것도 생각해야 한다. 설령 운 좋게 부상 없이 완주했다고 하더라도 완주하는 과정에서 오는 힘듦을 참았던 기억으로 '마라톤 = 고통감내'가 각인되어 더 이상 마라톤을 즐길 수 없게 된다.

신체활동량이 현저히 부족한 직장인들에게는 더더욱 몸이 먼저다. 몸을 먼저 챙기지 않는다면 결코 롱런할 수 없다.
앞으로는 120세 시대다. 120세까지 살아도 우리는 건강하게 살아야 한다. 인생 후반을 병원에서 보낸다면 이것은 불행을 넘어 재앙이다. 누가 가족을 부양하며, 매달 들어가는 병원비는 또 어떻게 감당한단 말인가? 설령 그동안 열심히 돈을 저축해 놓았다고 한들 수입이 없는 상태에서 지출은 결국 바닥을 찍게 마련이다.
몸을 돌보지 않고서 거부를 이룰 수 없겠지만 설령 악착같이 일해서 부자가 되었다면 어떨까? 그가 누릴 수 있는 유일한 혜택은 보다 넓고 쾌적한 병실에서 최고의 의료 서비스를 받는 것뿐이다.

내 몸이 망가졌는데 이제와서 돈이 무슨 소용이 있겠는가! 건강을 잃으면 그 무엇인들 의미가 없다. 그래서 우리는 건강을 먼저 다스려야 한다. 롱런하려면 더더욱 몸이 먼저다. 최고가 된 사람들 중에 몸을 무시한 사람은 단 한 명도 없다. 몸을 무시해서 짧게 반짝일 수는 있겠으나 결코 지속될 수는 없기 때문이다.

항상 몸을 관리하자. 몸에 대해 공부하자. 무심하면 곧 아픔으로 돌아온다. 그 무엇보다 몸이 먼저다.

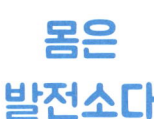

몸은 발전소다

내 안에 에너지가 충만해야 한다

열정적인 삶을 살아가기 위해서는 내 안에 에너지로 충만해야 한다. 에너지가 가득찬 사람은 활기찬 하루를 보낼 수 있다. 반면에 에너지가 부족한 사람은 금새 한계에 부딪히게 된다. 의욕은 떨어지고, 피로가 급물살을 타고 밀려온다. 그러면 만사가 귀찮다. 그냥 쉬고 싶다는 생각만 든다.

우리는 어떻게 하면 내 안에 에너지로 가득 채울 수 있을까?

답은 '몸은 발전소'에 있다. 그렇다. 몸도 발전소와 유사하다. 발전소에 터빈이 돌아서 전기가 생성 되듯이 몸도 마찬가지다. 운동으로 몸을 움직이면 에너지가 만들어진다.

몸을 사용하면 사용할수록 내 안에 생성된 에너지로 가득 차게 된다. 터빈도 돌아가는 적정속도가 있듯이 몸에도 적정 운동강도가 있다. 적정속도를 벗어난 터빈과 적정 운동강도를 벗어난 몸은 고장이 나게 마련이다.

여기서도 '과유불급'이다. 운동은 자기가 감내할 수 있는 적정 운동강도에서 해야 한다. 지나침이 제일 나쁘다. 부족하다면 다음에 조금 더 하면 된다. 하지만 지나쳐서 몸이 상했다면 영영 운동을 못 할 수도 있다.

성공한 사람들의 일과가 어떠한가? 숨 쉴 틈도 없는 빡빡한 스케쥴로 가득차 있지만, 모든 일을 액티브하게 처리하고, 그 일들을 몰입하고 즐긴다. 또 그들의 움직임과 활동반경은 어떠한가? 일반 사람들보다 많으면 많았지 결코 적지않다.

'어떻게 저렇게 많은 일들을 다 소화해낼까?'
'정신없을 정도로 바쁘게 사는 데 지치지도 않을까?'

이런 의문은 누구나 한 번쯤 가져 보았을 것이다. 나는 그들의 성공 이유를 이렇게 해석한다. 자신의 이루고자 하는 목표를 위해 불굴의 노력과 더불어 끊임없이 몸을 움직였기 때문에 지속적으로 에너지가 생성되어 결국 성공했다고 말이다.

몸의 움직임을 만들기 위해서는 별도의 시간을 마련하여 운동을 하거나 아니면 본인의 일상생활에서 몸을 많이 움직여야 한다. 이 둘 중에 하나라도 하지 않고 성공한 사람이 있다면 장담하건데 그 사람의 성공은 지속될 수 없다. 이것은 나이가 들수록 더 명확해진다.

설령 어떤 이가 '나는 몸을 별로 움직이지도 않았지만 성공했다'라고 말하는 사람이 있다면, 그가 간과한 것이 하나 있다. 장담컨대 만약 그가 몸을 더 움직였다면 지금 이룬 성공보다 몇배나 더 큰 성공을 이루었을 것이다.

몸을 간과하고 목표만으로, 열정만으로, 정신력만으로는 한계가 있다. 이내 에너지는 고갈되어 바닥을 드러낸다.

몸을 움직이면 에너지가 생긴다. 그렇기 때문에 몸의 움직임에 관심을 갖고, 몸의 움직임을 만들도록 노력해야 한다. 운동을 하거나 아니면 일상생활 속에서 몸의 움직임을 만들어야 한다. 그래야 내 안에 에너지가 충만하게 된다.

몸을 움직여야 뇌가 활성화 된다.
몸을 움직여야 에너지가 만들어진다.
내 안에 에너지가 충만해야 열정적인 삶을 살 수가 있다.
내 안에 에너지가 충만해야 모든 것을 원활히 할 수 있다.

4
하루의 시작은 운동이다

민족사관고등학교의 기상 후 첫 활동

출세가 아닌 학문을 지향하는 학교, 자율적인 토론 수업과 선택형 수업을 하는 학교, 졸업생 중 40%가 하버드대, 예일대 등 해외 명문대학에, 60%가 국내 유수 대학에 진학시킨 학교, 바로 강원도 횡성군에 위치한 민족사관고등학교(이후 민사고)다.

민사고에서 아침 기상 후, 첫 일과가 무엇인지 아는가?

바로 30분 새벽운동이다. 오전 6시 30분부터 7시까지, 민사고 학생들은 운동으로 하루를 시작한다.

검도나 태권도, 두 가지 운동 중에 하나를 선택해서 30분 동안 운동을 한다. 1년에서 1년 반 동안 검도나 태권도를 배우고 나면, 기공이나 조깅과 같은 다른 운동을 하게 된다.

민사고 학생들은 30분 새벽운동을 통해 체력이 좋아짐은 물론이고, 기분이 상쾌해지고, 아침식사가 하루 세끼 식사 중에서 제일 맛있고, 수업시간에 집중도 잘 된다고 한다.

지덕체가 아닌 체덕지, 체를 강조하는 하나고등학교

2010년 3월 개교한 이래 단숨에 전국 최상위권 고등학교로 발돋움한 학교가 있다. 매년 대학입시에서 졸업생 대부분이 국내외 상위권 대학에 합격한 학교가 있다. 바로 서울 은평구에 위치한 하나고등학교(이후 하나고)다.

하나고의 교육 방침은 지덕체가 아니라 체덕지이다. 보통은 지덕체라고 해서 지가 강조되고 체는 맨마지막에 오는데 하나고는 체가 먼저다. 강인한 체력을 바탕으로 덕성과 감성을 기르고 지성을 연마하는 것이 교육방침이기 때문이다.

하나고의 트레이드 마크가 된 '1인 2기'도 여기서 기인한 것이다. 1인 2기 프로그램이란 전교생이 매 학기 1인 예능(음악, 미술 중 택일), 1인 체육 수업을 주 4회(90분)씩 3학년까지 꾸준히 지속해 각자의 역량을 발전시키는 예체능 교육활동을 의미한다. 1인 2기 프로그램을 통해서 학생들은 예술적 감성을 키우고 기초체력을 튼튼히 한다. 또한 1인 2기 프로그램으로 학생들은 학업이나 입시에서 오는 스트레스를 악기 연주나 미술창작, 체육활동 등의 건강한 방식으로 해소하고 넘치는 끼와 문화적 감수성을 발휘할 수 있게 된다.

이러한 이유로 이진원 작가의 『한국의 이튼스쿨을 꿈꾸는 하나고 이야기』에서 하나고 1기 졸업생의 한 학부모는 "아이가 학교에 있는 동안 늘 행복해했다"고 말했다.

네이퍼빌 센트럴 고등학교의 0교시 체육수업

여기 하루 일과를 운동으로 시작해 유명해진 또다른 학교가 있다.

'0교시 체육수업'으로 유명한 미국 일리노이주 시카고에 있는 네이퍼빌 센트럴 고등학교다. 뇌 과학 분야에 세계권위자인 미국 하버드대 의대 존 레이티 박사의 저서 『운동화 신은 뇌』에서 자신의 주장을 입증하는 사례로 든 것이 바로 네이퍼빌 센트럴 고등학교다.

보통 체육시간에 농구나 야구 등 게임 중심의 수업을 하면 공이 자신에게로 오기를 기다리거나 응원하며 서있는 시간이 많다. 그래서 체육교사 필 롤러는 학생들의 건강을 위해 체육 시간에 오래달리기를 시켰다. 누가 빨리 달리느냐가 아니라 자신의 체력 내에서 최대한 열심히 뛰는 것에 중점을 두었다. 그러기 위해서 학생들 각각의 심장박동을 측정하여 각자의 수준에 맞게 달리기를 하도록 했다.

달리는 속도는 자기 최대 심박수의 80~90%가 될 정도의 빠르기다. 여기서 최대 심박수는 220에서 본인의 나이를 빼면 된다. 즉 '최대심박수는 = 220 - 본인의 나이'이다. 최대 심박수의 80%가 넘으면 고강도 운동으로 호흡이 가빠서 운동중에 옆사람과 대화가 원활히 되지 못한다. 참고로, 중강도 운동은 운동하면서 옆사람과 대화가 가능한 정도의 운동강도이고, 저강도 운동은 노래를 부를 수 있는 정도로 이해하면 된다.

목표 심박수를 각자에 맞게 설정한 이유는 적극적인 운동을 통해 학생들의 뇌를 자극하기 위해서다. 이렇게 매일하자 학생들이 건강도 눈에 띄게 좋아졌고, 읽기와 문장 이해력이 17%나 증가했고, 0교시 체육수업에 참여하지 않은 학생들보다 무려 2배나 높은 성적을 받기도 했다.

당시 국제적으로 수학, 과학 성취도를 비교하는 테스트 팀스(TIMSS)에서 이 학교 학생들은 놀라운 성적을 냈다. 38개국 23만 명 학생들이 참여한 가운데, 네이퍼빌 학생들이 과학 1등, 수학 6등을 했다. 미국 전체 학생이 과학 18등, 수학 19등을 했으니 상대적으로 매우 우수하였음을 알 수 있다.

또한, 과체중 학생 비율이 현저히 낮아졌다. 이 학교의 과체중 학생 비율은 3%, 전국 학생들의 평균 과체중 비율은 30%임을 고려할 때 놀라운 수치다.

하루의 시작을 운동으로 한 민족사관고등학교, 체를 강조하는 하나고등학교와 0교시 체육수업을 하는 네이퍼빌 센트럴 고등학교에 나타난 변화들, 어떻게 이런 일들이 벌어진 것일까? 도대체 운동이 학습에 미치는 영향은 무엇일까?

운동이 학업성적에 영향을 미치는 이유는 운동이 뇌 세포 연결을 더욱 더 긴밀하게 만들기 때문이다. 운동을 한 직후 뇌는 학습하기에 가장 좋은 상태가 된다. 그래서 1, 2교시에 가장 어렵고, 머리를 많이 써야 하는 과목을 배치해도 학습효과가 좋았다고 한다.

운동은 뇌 건강에 직접적인 영향을 미친다. 신경세포가 잘 자랄 수 있게 도와주는 촉진제라 불리는 물질, 신경세포 성장인자 NGF(Nerve Growth Factor)가 신경세포의 성장, 분화할 수 있게 도와준다. 신경세포가 잘 자라 다른 세포로 정보를 전달하도록 성장을 돕는 인자를 많이 생성하게 만든다. 특히 기억의 저장에 중요한 역할을 하는 해마를 더 튼튼하게 한다.

신경세포 성장인자가 신경세포들 사이의 시냅스 근처에 있다가 혈액순환이 빨라지면 방출된다. 또 이 과정을 도와주기 위해 다양한 종류의 호르몬이 신체 곳곳에서 분비되어 새로운 신경세포가 잘 성장할 수 있게 되는 것이다.

뇌 혈류량이 많아지면 혈관의 새로운 생성이 자극되어 뇌세포 생성에 자극, 뇌 신경전달 물질의 활성화, 뇌세포의 성장인자가 자극된다. 따라서 뇌는 혈관 신경망 네트워크로 뇌의 좋은 혈액을 얼마나 전달하느냐가 관건이다.

운동은 뇌의 혈류를 증가시키는 데 가장 필수적인 요소이다. 실제로 운동 전후 뇌 혈류량 비교를 위해 뇌 혈류속도를 측정해 본 결과, 운동 후가 운동 전에 비해 뇌 혈류속도가 무려 20%나 증가했다고 한다.

뇌 과학의 발달로 운동이 신체뿐만 아니라 뇌 건강에도 큰 도움이 된다는 사실이 많이 알려져 있다. 운동으로 인해 뇌의 혈류량이 늘어 뇌 세포 수가 증가해 건강하고, 똑똑한 뇌가 된다. 뇌가 건강해야 학습능력과 인지능력이 높아지고, 알츠하이머 같은 뇌 질환도 예방할 수 있다는 것이다.

이제 하루 시작을 운동으로 해 보자. 운동은 저녁보다는 아침에 하는 게 여러모로 이점이 많다. 일어나서 하는 잠깐 동안의 운동이 뇌와 신체를 깨운다. 컴퓨터는 부팅 시간이 필요하고, 다리미는 예열되는 시간이 필요하다. 그래야 바로 사용할 수 있는 상태가 된다. 뇌도 마찬가지다. 뇌가 제대로 작동되기 위해서는 몸을 움직이는 운동이 필요하다. 그중에서도 잠자고 있던 뇌를 깨울 수 있는 아침운동이 제격이다.

운동의 중요성은 누구나 안다. 하지만 문제는 실천이 어렵다. 실천이 어려운 가장 큰 이유는 급하지 않기 때문이다. 지금 당장 하지 않아도 크게 문제가 될 것이 없기 때문이다. 그래서 우선순위에서 항상 밀리고 밀려서 지금까지 오게 된 것이다.

판을 바꾸어야 한다

이제는 판을 바꾸어야 한다. 기존의 판에서 벗어나자. 운동은 하루 일과 중에 그 무엇보다 중요하고, 시급한 것으로 생각하자. 그리고 지금 당장해야 하고, 하지 않으면 바로 문제가 된다고 생각하자.

이렇게 생각하면 오히려 문제는 쉽게 해결된다. 운동은 더 이상 미루고, 다음에 하는 것이 아니라 지금하게 되고, 습관이 되어 매일 하게 된다. 즉, 나의 일상생활 중에 하나가 운동이 되는 것이다.

나는 코어운동으로 하루를 시작한다. 잠에서 바로 깬 상태라 몸이 굳어 있기 때문에 몸이 반응하는 만큼만 올리고, 내리고, 굽힌다. 처음부터 몸이 말하는 소리에 귀 기울여 몸이 무리가 안 되는 범위에서 움직인다. 점차 몸이 따뜻해지고 부드러워지면 그에 맞게 더 올리고, 더 내리고, 더 굽힌다. 속도도 조금씩 빨라진다. 몸은 단순 반복적인 행동에 집중하고, 마음은 생각에 집중한다.

운동은 밥 먹듯이, 용변 보듯이, 물 마시듯이 하루하루 꼭 해야 한다. 더 이상 미루면 안 된다. 하루 시작을 운동으로 해 보자. 단 1분이라도 좋다. 일단 하는 것이 중요하다. 프로는 작은 것을 작게 보지 않는다. 작게라도 하는 것이 더욱 중요하다. 그래야 습관이 된다. 그래야 일상이 된다.

운동은 매일 아침 첫 일과로 1분이라도 하는 것이라고 명심하자!

First, Work Out!

5
꽃보다 체력측정

직장인들의 종합건강검진

　직장인들은 매년 또는 2년에 한 번 종합건강검진을 받는다. 몸이 건강한지, 어디 문제는 없는지 등 종합적으로 몸의 건강상태를 파악하고 질병의 유무를 알아내는 검사다.

　특히 고혈압과 심장병, 당뇨병, 간질환, 각종 암 등 유전과 환경, 생활습관, 스트레스와 관계가 깊은 성인병은 증세가 나타날 때까지 상당한 기간이 걸린다. 그리고 자각 증세가 나타났을 때에는 이미 원상복귀가 불가능한 경우가 대부분이다. 따라서 이러한 질병들을 치료가능한 시기에 발견하고 생활습관에서 비롯된 위험인자도 미리 발견하여 질병으로 진행되는 것을 막는 것이 종합건강검진의 주목적이다.

　종합건강검진은 무엇보다 사후 관리가 중요하다. 검진 후, 2주 정도가 지나면 종합검진결과표가 우편 또는 메일로 온다. 검진결과표의 종합소견에는 결과는 어떠하며, 앞으로는 어떻게 해야 된다고 구체적으로 명기되어 있다. 세부측정 결과를 보면 이상이 있는 것은 눈에 쉽게 보이기 위해 수치 앞에 별표가 표시되어 있다.

　그런데 별표가 한두 개가 아니다. 사태의 심각성을 실감한다. 이제는 정말 이대로 두면 안 될 것 같다. '음식 조절하고, 운동도 해야지'하고 굳게 다짐한다. 몇 일이 지나면 결과표는 서랍 또는 책꽂이에서 깊은 잠을 잔다. 주인이 다시 찾으면 잠에서 깨겠지만 그럴 일은 거의 없다. 몇 주 더 지나면 어디에 있는 줄도 모른다. 한마디로 방치되는 것이다. 시간이 지날수록 머리 속에 검진결과가 희미해지듯이 굳은 의지도 희미해진다. 이렇게 대부분의 직장인들은 종합건강검진 사후관리에 실패한다. 검진결과가 나오고 몇 일은 나름 신경을 쓰지만 이내 예전과 동일한 행동을 하는 본인을 만나게 된다. 결론은 작심삼일이다. 지금까지 살아온 습관의 관성으로 인해 쉽게 변화지 않는다.

　종합소견에 나온 내용들을 관심있게 보고 주기적으로 관리해야 하는데 그러지 못하는 게 현실이다. 해가 바뀌어 다시 종합건강검진해야 될

날이 다가오면 본인의 건강상태에 대해 다시 걱정하게 된다.

'작년보다 더 나빠졌으면 어떻하지…'

이렇게 말이다. 종합소견에 명기된 건강 위험 신호들을 적극적으로 관리하지 않으면 무용지물이다. 그러면, 어떻게 하면 건강 위험 신호들을 적극적으로 관리해서 우리 직장인들의 건강을 되찾을 수 있을까?

필자는 주기적인 체력측정이 대안이 될 수 있다고 생각한다. 체력이 좋다는 것은 몸이 튼튼하다는 것이다. 몸이 튼튼하다는 것은 몸을 구성하고 뇌, 심장, 폐, 근육, 내장, 뼈, 피부 등이 모두 원활히 잘 작동하고 있다는 뜻이다.

체력측정은 국민체육진흥공단에서 실시하고 있는 '국민체력 100'을 이용하면 무료로 본인의 현 체력 수준을 쉽게 파악할 수 있다.

'국민체력 100'이란 국민의 체력 및 건강 증진에 목적을 두고 체력상태를 과학적 방법에 의해 측정, 평가를 하여 운동 상담 및 처방을 해주는 국민의 체육복지 서비스다. 국민체력 100에 참가한 모든 사람들에게 운동처방사가 체력 수준에 따라 맞춤형 운동 프로그램을 제공하고 운동에 꾸준히 참가할 수 있도록 체계적으로 관리해 준다.

국민체력 100은 국민체력수준이 저하되고 비만 인구가 증가, 초단기

고령사회 진입과 국민평균수명 연장에 따른 사회간접비용 증가에 따라 국가의 대국민 체력관리서비스 제공 필요성이 증가하여 2011년 성인의 체력인증 시범사업을 시작으로 현재에 이르고 있다.

'국민체력 100으로 100세까지 건강하게'라는 슬로건을 내세우는 국민체력 100 웹사이트를 방문해 보자.

이용방법은 온라인 회원 가입 후 진행하거나, 해당 체력인증센터에 방문해서 신청서를 작성하면 된다. 체력인증센터는 전국 곳곳에 위치하고 있으며 서울에는 성동, 서초, 송파, 금천, 노원, 마포 이렇게 총 6곳이 있다. 집 근처나 회사 근처나 또는 약속 장소 인근에 위치한 체력인증센터를 이용하면 된다. 즉, 거주지 관할구와 상관없이 본인이 가기 편한 곳을 선택해서 신청하면 된다.

체력인증검사 절차는 아래와 같다.

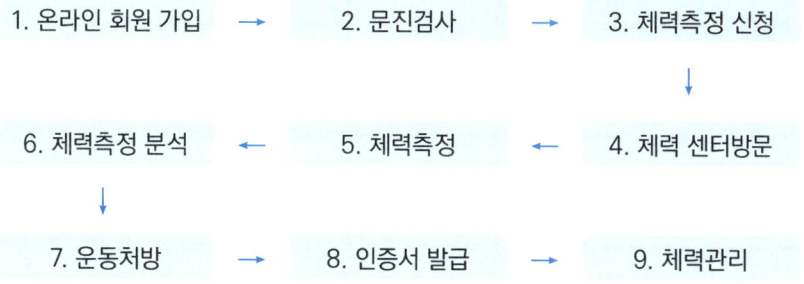

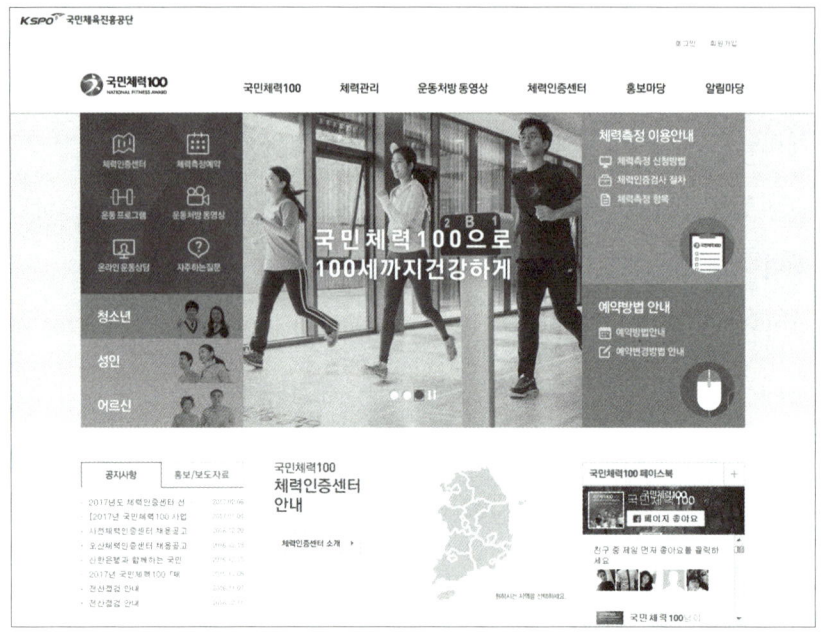

국민체력 100 웹사이트 화면

체력측정 항목은 체격부분과 체력부분으로 나눌 수 있다. 체격부분은 신장, 체중, 체질량지수, 체지방률이 있다. 체력부분은 근력, 근지구력, 심폐지구력, 유연성, 민첩성, 순발력이 있다.

체력측정 후, 8주 간격으로 체력측정을 계속 신청할 수 있기 때문에 국민체력 100을 주기적으로 활용하면 본인의 체력을 보다 체계적으로 관리할 수 있다. 또한, 체력측정 후에는 전문가의 자문도 받을 수 있으니 금상첨화다. 그리고 체력인증센타에 따라 조금씩 차이는 있지만 수시로 무료 체력 트레이닝 프로그램도 운영하니 기회가 되면 참여하는 것이 좋다. 운동도 혼자하는 것보다 함께하는 것이 보다 재미있고, 오래할 수 있기 때문이다.

체력측정 대상은 청소년과 성인, 노인으로 나누어 진행되기 때문에 주기적으로 가족과 함께 체력측징하는 건 어떨까? 가족과 함께 소중한 추억도 남기고, 더불어 건강도 챙기는 아주 멋진 가족 이벤트가 될 수 있을 것이다. 아프리카 속담에 '멀리 가려면 함께 가라'고 했다. 자고로 멀리 가려면 함께 가야 하는데 그 대상이 나의 소중한 가족이라면 더욱 더 멀리 갈 수 있을 것이다.

국민체력 100의 가장 큰 장점은 8주 간격으로 체력측정을 할 수 있다는 데 있다. 체력측정한 날로부터 최소 8주만 지나면 언제든지 다시 체력측정을 할 수 있다. 본인의 일정을 고려하여 주기적으로 체력측정하여 건강을 관리해 보자. 본인의 현재 체력 수준을 객관적으로 파악하고, 전문가 조언에 따라 운동 계획도 세워 꾸준히 실천해 보자.

2개월이 지나면 다음 체력측정이 기다리고 있기 때문에 은근히 자극도 된다. 이렇게 주기적으로 신청해서 본인의 체력 수준을 확인해보는 재미도 쏠쏠하다. 나의 현재 체력 수준이 각 종목별로 수치화되어 표현이 된다. 또한 바로 전회 측정 데이터와 함께 나타나기 때문에 비교 분석도 편하다. 막대 그래프로도 표현되어 있어서 변화 정도가 한눈에 들어온다. 체력이 향상되었다는 것은 그만큼 내 몸이 건강해졌다는 뜻이다.

필자도 주기적으로 체력측정하여 건강을 관리한 결과, 지난 2016년 12월 10일(토)에 1등급, 금메달을 취득했다. 직장생활과 육아로 쉽지는 않았지만 코어운동과 점심운동을 꾸준히 실천한 노력의 결과물이어서, 이 날 기분은 최고였다.

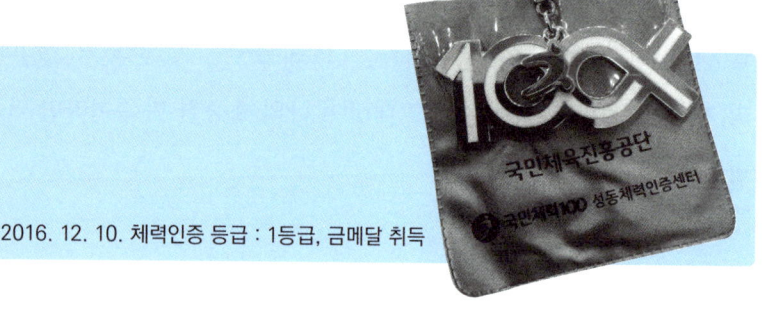

2016. 12. 10. 체력인증 등급 : 1등급, 금메달 취득

또다른 체력측정 방안은 국민건강보험공단에서 운영하는 '건강증진센터'를 활용하는 것이다. '건강IN' 웹사이트에 접속해 건강증진센터를 클릭해 보자. 단, 여기서 건강증진센터를 이용할 수 있는 사람은 건강검진 결과, 건강이상 소견자이거나 만성질환 고위험군에 있는 사람이다. 고혈압, 고혈당, 복부비만, 높은 중성지방, 높은 콜레스테롤 수치 등 하나라도 해당되는 사람만이 이용할 수 있다.

건강증진센터에는 의사와 영양사 그리고 운동처방사가 있다. 따라서 전문 의료인에 의한 의학상담이, 전문 영양사와 영양상담이, 운동처방사의 운동지도가 가능하기 때문에 수준 높은 상담과 측정을 받을 수 있다.

의사, 영양사, 운동처방사로 구성된 전문가들은 개인의 체력 수준을 파

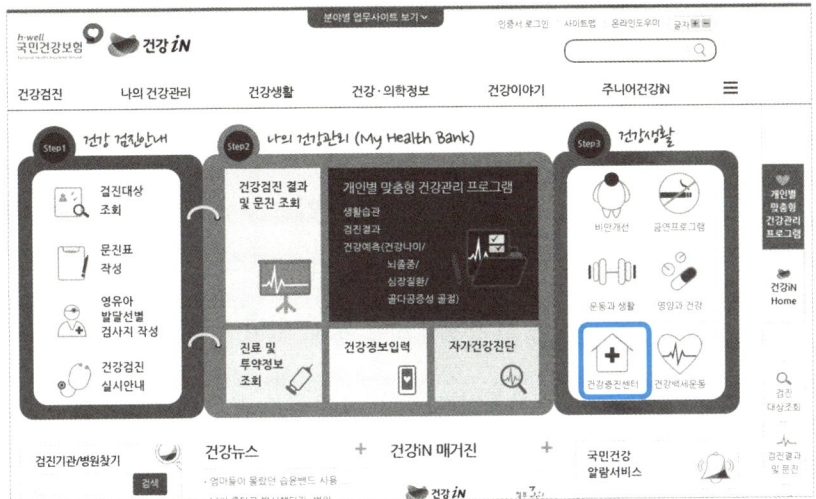

건강IN 웹사이트 화면

악하고 개개인별 수준에 맞는 맞춤 운동과 영양을 지도, 관리하여 개개인별 맞춤형 건강증진 및 올바른 방향으로의 생활습관을 개선시켜 준다.

건강증진센터에서 운영하고 있는 건강관리시스템, 원스톱서비스(One-Stop Services)는 아래와 같다.

1. 의학진단 - 생활습관 평가

2. 체력 및 영양평가 - 체형 및 체력측정, 운동 및 영양처방

3. 운동 및 영양지도 - 식습관 교육, 스트레칭, 유산소 운동 지도

4. 재측정평가 - 체형 및 체력 재측정, 운동 재처방

5. 수료 후 사후관리 - 지역자원 연계, 전화상담, SMS

건강증진센터 안에는 각종 유산소 운동기구와 스트레칭 매트 등이 있고, 운동처방사가 직접 운동을 지도해 준다. 직장인들이 많은 서울 강남 건강증진센터의 경우, 인기가 높아 출석율이 저조하면 바로 강제 퇴출당하고, 다른 신청인으로 충원된다. 하지만 출석율이 좋으면 3개월 연장하여 총 6개월 동안 건강증진센터를 무료로 이용할 수 있다.

건강증진센터는 의사와 영양사의 수준 높은 상담과 건강증진센터에서 운동처방사 지도 아래 운동을 할 수 있고, 출석율에 따라 운동기간이 좌우되기 때문에 약간의 강제성도 있어서 매력적이다.

시간내어 타기관을 방문하는 것이 번거롭다면 본인 스스로 자유롭게 체력측정을 하면 된다. 집 근처 공원이나 학교 운동장에서 일정한 거리를 정해서 달리기 기록을 측정하고, 팔굽혀 펴기, 윗몸 일으키기, 제자리 멀리뛰기, 턱걸이 등을 주기적으로 측정하여 관리하면 된다.

이것보다 조금 더 간편한 체력측정 방법을 찾는다면 본인이 즐겨 하는 운동종목과 날짜를 정해서 주기적으로 체력을 측정해보자. 수영, 줄넘기, 사이클, 맨몸운동 등으로 말이다. 일정한 거리를 얼마만의 시간으로 했는지 속도를 측정할 수 있거나 반대로 일정한 시간에 얼마나 했는지 거리나 횟수를 기준으로 판단할 수도 있다. 물론 체력향상을 위해 평상시에 꾸준히 훈련량을 쌓도록 부지런히 노력해야 한다.

또한, 분기별로 마라톤 대회 참석하는 것도 하나의 방법이 될 수 있다. 5km 또는 10km 본인이 감내할 수 있는 거리를 선택하고, 완주한 시간을 주기적으로 측정해 보자. 이것도 마찬가지로 대회와 대회 사이에 있는 날들은 보다 나은 기록을 위해 꾸준히 연습하여 본인의 기량을 갈고 닦아야 한다.

종합건강검진결과표에 나타난 건강 위험 신호들을 보다 적극적으로 관리하기 위해 주기적으로 체력측정을 해 보자. 실제로 직원들의 건강에 관심이 많은 몇몇 기업들은 국민체력 100과 또는 건강증진센터와 제휴하여 직원들의 건강을 직접 챙기고 있다.

꽃보다 체력측정이다!
주기적인 체력측정으로 건강을 보다 능동적이고, 적극적으로 관리하자!

6

평생운동이 답이다

운동은 언제까지?

건강에 좋다는 운동, 도대체 언제까지 해야 될까? 내 몸이 건강해졌다면 그만하고 편하게 쉬면서 지내다가 나빠지면 다시 건강을 찾기 위해 시작하면 될까?

독자들도 답을 예상했을 것이다. 운동은 하루에 밥 먹듯이, 물 마시듯이, 잠 자듯이 매일 꾸준히 해야 한다. 내 몸을 움직일 수 없는 경우를 제외하고는 이 생에서 삶을 마감하는 날까지 해야 한다. 말 그대로 평생해야 하는 게 운동이다. 그래야 인생 2막을 병으로 고생하면서 병실에서 보내지 않고, 활발하게 사회활동을 하면서 보낼 수 있다. 120세 시대에 평생운동은 필수다.

평생을 해야 하는 운동이다. 그러면 평생할 수 있는 운동을 해야 한다. 도대체 어떤 운동을 평생할 수 있을까?

평생을 할 수 있는 운동을 선택하고 결정함에 있어서 우리는 어떠한 운동을 하지 말아야 할지를 먼저 알아야 한다. 무엇을 하는 것보다 하지 않는 것을 결정하는 게 더 중요하다. 그래야 선택의 폭을 좁힐 수 있고, 잘못된 길에 들어서서 방황하는 시간을 줄일 수 있기 때문이다. 그러면 생존체력이 필요한 직장인들은 어떠한 운동을 하지 말아야 할까?

크게 보면 아래 3가지에 해당되는 운동은 하지 말아야 한다.

첫째, 과격한 운동

둘째, 고강도 운동

셋째, 장시간 하는 운동

꾸준한 운동으로 자신의 몸을 가꾸지 않은 직장인들은 과격한 운동, 고강도 운동, 장시간 동안 하는 운동은 '죽었다가 깨어나도' 도저히 할 수 없을 것이다. 설령 강한 정신력의 소유자라고 할지라도 며칠하고 만다. 너무 힘들기 때문이다. 아니면 부상으로 무조건 쉬어야 할 수도 있다. 몸이 따라주지 않은 정신력은 결코 오래가지 못한다.

그리고 과격한 운동, 고강도 운동, 장시간 하는 운동들은 다양한 질병을 일으키는 원인이 되기도 한다. 그 이유는 세포를 공격하는 '활성산소'가 체내에 과도하게 발생하기 때문이다.

'활성산소란 호흡과정에서 몸 속으로 들어간 산소가 산화과정에 이용되면서 여러 대사과정에서 생성되어 생체조직을 공격하고 세포나 유전자를 손상시키는 산화력이 강한 산소이다. 유해산소라고도 한다.

활성산소는 사람 몸속에서 산화작용을 일으켜 세포막, DNA, 그 외의 모든 세포 구조가 손상당하고 손상의 범위에 따라 세포가 기능을 잃거나 변질된다. 핵산을 손상시켜 핵산 염기의 변형과 유리, 결합의 절단, 당의 산화분해 등을 일으켜 돌연변이나 암의 원인이 되기도 한다. 또한 생리적 기능이 저하되어 각종 질병과 노화의 원인이 되기도 한다.

현대인의 질병 중 약 90%가 활성산소와 관련이 있다고 알려져 있으며, 구체적으로 그러한 질병에는 암, 동맥경화증, 당뇨병, 뇌졸중, 심근경색증, 간염, 신장염, 아토피, 파킨슨병, 자외선과 방사선에 의한 질병 등이 있다.'

(출처: 두산백과 '활성산소')

운동효과를 극대화하기 위해 하는 과격한 운동, 고강도 운동, 장시간 동안 하는 운동으로 얻는 것보다 잃는 게 더 많다. 과다한 활성산소 생성도 문제이거니와 몸이 부상이라도 입게 된다면 운동을 하고 싶어도 영원히 못하는 상황이 될 수도 있다.

운동으로 인한 부상의 위험도는 나이가 많아질수록 크게 높아진다. 젊었을 때는 다쳐도 회복이 빠르지만 나이가 한 살 한 살 더 들어갈수록 회복은 더디어 진다. 어떤 경우는 수술을 해야 되기도 하고, 심지어 또 어떤 경우는 영원히 회복할 수 없는 경우도 생긴다.

필자의 친구 중 한 명은 유도를 하다가 아킬레스건이 끊어져 2번이나 수술을 받았다. 그는 이렇게 말한다.

"앞으로 유도와 같은 과격한 운동은 하지도 않을뿐더러 할 수도 없어."

몸으로 부딪히는 운동들은 부상이 잦을 수밖에 없다. 나이가 들수록 이러한 과격한 운동은 멀리해야 한다.

'본인의 체력 수준을 벗어난 과격한 운동, 고강도 운동, 장시간 동안 하는 운동은 평생운동에 적합한 운동이 아니다'라고 사전에 인지하는 게 중요하다. 이러한 운동에서 과감히 벗어나자. 평생을 할 수 없는 운동은 과감히 배제시키자. 이것을 제외한 운동을 선택해야 우리는 부상 없이 평생 동안 운동을 하면서 건강한 삶을 즐길 수 있는 것이다.

평생운동은 코어운동으로!

그러면 어떤 운동을 평생운동으로 선택해야 하는가?

무슨 운동을 할 것인가? 독자들은 무슨 운동을 하고 있는가?

무슨 운동이라도 꾸준히 하고 있다면 그 열정에 뜨거운 박수를 보낸다. 그리고 그 운동을 평생 할 수 있다면 꾸준히 실천하기를 바란다. 하지만 지금하고 있는 운동이 평생운동에 대해 '글쎄?'라는 물음표를 가지고 있다면 다시 한 번 진지하게 생각해 봐야 한다.

좌우 균등한 힘이 아닌 한쪽의 힘을 무리하게 요구하는 운동, 한쪽 방향으로 치우친 운동과 민첩성, 순발력을 요구하는 운동은 나이가 들어감에 따라 자연적으로 멀어질 수밖에 없다. 설령 할 수 있다 하더라도 운동능력은 떨어지고, 부상 확률은 높아진다. 이에 따라 운동으로 인한 재미와 만족감도 줄어들 수밖에 없다.

걷기, 등산, 수영과 같은 운동은 어떤가? 한쪽의 힘만 요구하는 운동도 아니고, 한쪽의 방향으로 치우친 운동도 아니거니와 민첩성과 순발력도 요구하는 운동도 아니다. 그래서 평생운동으로 적합하다고 볼 수 있다. 그러나 언제, 어디서나 간편히 할 수 있는 운동에는 제한이 된다.

야밤에 걷기를 한다면 시야 미확보로 인해 안전 위험이 높다. 더군다나 여성이라면 위험이 더 높아진다. 등산을 하고 싶다고 해서 지금 바로 할 수 있는 게 아니다. 먼저 산이 있는 곳으로 이동해야 하고, 등산이 허가된 시간만 할 수 있다. 수영도 마찬가지이다. 그리고 수영 강습이 아닌 자유수영이라면 더욱 이용이 제한된다. 대부분의 자유수영은 주말 오후 일정시간에만 가능하기 때문이다.

나는 수영 영법 중에 평형과 자유형을 할 수 있다. 평형은 해병대 군복시 전투수영 2km로, 자유형은 철인 3종시 수영 3.8km를 했다. 내가 만족하는 정도로 영법을 구사하고 있기 때문에 별도의 레슨을 받고 싶지는 않았다. 그래서 자유수영으로 주말 오후가 아닌 평일 새벽시간이나 저녁시간에 이용할 수 있는 집 근처 수영장을 물색했다. 하지만 이러한 조건을 만족하는 수영장은 하나도 없었다. 집 주변 수영장들은 강습으로만 진행이 되고 있어서 평일에는 이용이 불가했다.

이번에는 눈을 돌려 회사 주변을 물색했다. 다행히 한 곳이 나의 조건을 충족했다. 수영장 풀은 25m 길이에 총 5개 레인이 있는데, 여기서 3개 레인은 아침 6시부터 저녁 11시까지 언제나 자유수영이 가능하다는 것이다. 이용하는 사람도 그렇게 많지도 않고, 수영장 관리상태도 동네 수영장보다는 훨씬 좋았다. 하지만 여기는 스포츠센타라 월간 회원권은 동네 수영장에 비해 5배가 넘었고, 그나마 저렴하게 이용하려면 연간 회원권으로 발급해야 하는데 그래도 동네 수영장에 비해 3배가 넘는 금액이었다. 그래서 수영은 공간적인 제한, 시간적인 제한, 금전적인 부담도 작용한다.

그러면, 평생운동이 될려면 어떠한 조건들을 만족해야 하는가?

필자가 생각하는 평생운동의 조건은 아래를 모두 만족하는 운동이다.

첫째, 말 그대로 평생할 수 있는 운동

둘째, 언제, 어디서나 간편하게 할 수 있는 운동

셋째, 누구나 쉽게 할 수 있는 운동

넷째, 민첩성, 순발력을 요구하지 않는 운동

다섯째, 좌우 대칭인 균형 운동

여섯째, 운동효율이 높은 운동

일곱째, 만족감이 높은 운동

여덟째, 비용이 적은 운동

수많은 운동에서 위에 열거한 여덟 가지를 모두 만족하는 운동을 찾아보자. 그리고 그 운동을 평생 꾸준히 하도록 하자.

위 사항들을 모두 만족하는 운동 중에 하나가 바로 '코어운동'이다. 평생을 할 수 있는 운동을 못 찾았다면 코어운동에 주목해 보자.

1. 코어운동의 각 동작은 간단하고 몸에 무리가 없는 동작으로 평생을 할 수 있는 운동이다.
2. 코어운동은 때와 장소에 구애받지 않기 때문에 언제, 어디서나 간편하게 할 수 있는 운동이다. 자기가 하고 싶을 때 그냥 그 자리에서 하면 된다. 새벽이건 야밤이건, 아침이건, 낮이건 상관없다. 장소에도 구애받지 않는다. 집이건 회사이건, 출장 중인 호텔이건 문제가 되지 않는다. 또한, 맨몸운동이라 운동에 필요한 준비물도 없다. 자기 몸으로 하면 된다.
3. 코어운동은 각 동작들이 심플해서 몇 번만 따라 해보면 누구나 쉽게 할 수 있는 운동이다. 그래서 Personal Trainer가 필요없는 운동이다.
4. 코어운동은 축구나 농구와 같이 민첩성, 순발력을 요구하지 않는 운동이다.
5. 코어운동은 각 동작들이 좌우 대칭이라 균형을 이루는 운동이다.
6. 코어운동은 운동효율이 높다. 현재 내가 있는 위치에서 바로 할 수 있는 운동이기 때문이다. 운동을 하기 위해 별도의 장소로 이동할 필요가 없다. 이동시간을 고스란히 아낄 수 있는 장점이 있다. 또한, 유산소 운동과 근력 운동의 효과를 동시에 얻을 수 있고, 운동 중간 중간 쉬는 시간이 없기 때문에 시간당 소비열량도 높다.

7. 코어운동은 만족감이 높다. 각 동작들은 쉽고, 간편해서 누구나 언제, 어디서나 할 수 있고, 운동효율도 높기 때문이다.
8. 코어운동은 비용이 들지 않는다. 이동을 위한 교통비, 운동을 위한 별도의 장소, 별도의 도구가 필요없기 때문에 운동비용은 제로다.

코어운동은 이외에도 아래와 같은 추가 이점이 있다.

9. 코어운동은 몸과 마음의 건강도 되찾을 수 있는 운동이다. 코어운동을 하면 몸이 건강해지고 마음도 건강해진다. 운동을 하는 시간은 오로지 나만을 위한 시간이다. 일종의 명상의 효과로 마음이 고요해지고 차분해진다.
10. 코어운동은 생각을 활성화할 수 있는 운동이다. 본인에게 적합한 속도와 강도로 코어운동을 하면 몸은 자연스레 움직이고, 머리는 생각에 온전히 집중할 수 있다. 걷기 운동처럼 주변 환경에 영향을 받을 경우가 없기 때문에 보다 쉽게 생각에 몰입할 수 있는 것이다.

그래서 코어운동은 혁신적인 운동이자, 기적을 불러오는 운동이다!

그렇기 때문에 필자는 생존체력이 필요한 직장인들에게 짧은 시간에 가장 확실하고, 효과가 있는 '15분 기적의 코어운동'을 자신 있게 추천한다.

이제는 120세 시대다. 120세 시대에 건강하게 살아가기 위해서는 운동은 꼭 해야 한다. 인생에서 기본은 건강이고, 건강의 기본은 운동이기 때문이다.

제 2의 인생을 병실이 아닌 사회에서 건강하게 활동하면서 보내고 싶다면 운동은 선택이 아니라 '필수'다. 그리고 운동은 며칠하고 그치는 것이 아니라 평생을 함께 해야 한다.

평생운동의 시작을 코어운동으로 해 보자.
그러면 평생운동의 마지막도 코어운동이 될 것이다.

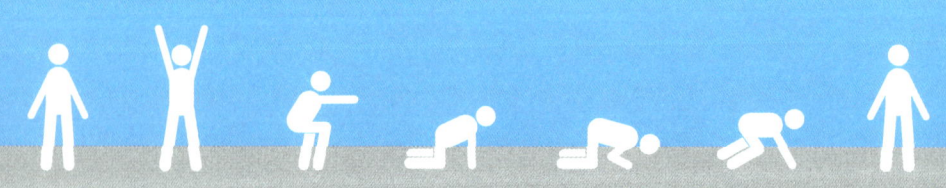

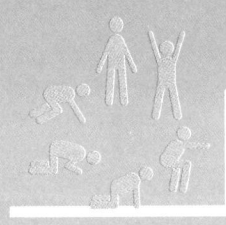

제3장

왜
기적의
코어운동
인가?

15분
기적의 코어운동

위대함보다 단순한 것은 없다.
실제로 단순한 것이 위대한 것이다.
- 랠프 월도 에머슨

1
언제, 어디서나, 누구나 쉽게 할 수 있다

시간과 장소 제약이 없다

 코어운동은 간편한 운동이기 때문에 가로 150cm, 세로 150cm, 높이 230cm의 공간만 있으면 때와 장소에 가리지 않고, 언제, 어디서나 할 수 있다. 팀원이 필요한 운동도 아니기 때문에 내가 하고 싶을 때 언제든지 할 수 있다. 집에서, 사무실에서, 출장 중일 때, 여행 중일 때 등 어디서나 할 수 있다.

 하지만, 대부분의 운동은 시간과 장소에 영향을 많이 받는다. 달리기를 하기 위해서 시야가 확보되는 낮 시간대가 좋고, 달릴 장소가 있어야 한다.

수영은 수영장이 개방되는 시간에만 이용 가능하고, 축구 또는 야구를 하기 위해서는 장소와 도구는 기본이고, 이에 덧붙여서 같이 할 수 있는 팀원이 있어야 한다. 다른 운동들도 마찬가지다.

날씨 제약이 없다

코어운동은 실내에서 하는 운동이기 때문에 비가 오거나, 눈이 오거나, 춥거나, 덥거나 등 날씨에 상관이 없다. 생각해보면 운동하는 데 있어서 날씨나 공간에 제약을 받는 것이 의외로 많다. 실외 운동은 대부분 날씨에 많은 영향을 받는다. 축구를 하는데 비가 오거나, 눈이 오거나, 춥거나, 또는 덥다면 과연 즐길 수 있을까?

별도 도구나 장비가 필요없다

코어운동은 맨몸 운동이기 때문에 자기 몸 하나면 충분하다. 요가매트나 방석이 있으면 좋고, 없으면 수건 3장을 반으로 접어서 무릎이 닿을 곳에 놓기만 하면 된다. 심지어 이것마저도 없어도 운동을 할 수 있다. 왜냐하면 양손이 무릎보다 먼저 지면에 닿아 무릎을 살포시 내려 놓을 수 있기 때문이다. 양손을 버팀목으로 이용함으로써 무릎이 지면에 닿는 충격을 최소화시켜준다.

일반적으로 운동을 하려면 대부분 도구나 장비가 필요하다. 간편하다고 생각하는 달리기를 생각하더라도 우선, 달리기에 적합한 운동화가 있어야 한다. 햇빛이 강하면 고글, 기능성 티셔츠와 팬츠도 필요하다. 야구, 테니스, 골프, 탁구, 수영 등 대부분의 운동이 도구나 장비가 필요하다.

누구나 쉽게 할 수 있다

코어운동의 동작들은 간단하고 쉽기 때문에 몇 번 보고, 몇 번 따라하다 보면 이내 숙달이 된다. 5살 아이도 따라할 수 있을 정도로 쉽다. 그래서 Personal Trainer가 필요없는 운동이다.

'옳은 것은 쉽다. 쉬운 것이 옳다.'

— 장자

코어운동은 이러한 시간과 장소, 날씨 제약이 없으며, 별도 도구나 장비가 필요없는 운동이다. 그리고 누구나 쉽게 할 수 있는 운동이다. 따라서 코어운동은 언제, 어디서나, 누구나 쉽게 할 수 있는 운동이다. 이런 점에서 코어운동은 바쁜 직장인들에게 매력적이고, 제일 현실적인 운동이다.

2
운동비용은 제로다

레슨비 0원

어떤 운동을 배우더라도 레슨비는 부담된다. 일대일 레슨이면 더더욱 그렇다. 피트니스에서 받을 수 있는 Personal Training(PT)이 그렇고, 골프나 다른 운동도 상황은 마찬가지다.

코어운동은 누구나 쉽게 할 수 있기 때문에 레슨이 필요없다. 코어운동에 있어서 퍼스널 트레이너는 의미없다. 코칭이 없어도 충분하기 때문이다. 그래서 레슨비가 0원이다.

장소 대여비 0원

 운동을 하기위해 특별한 장소가 필요한 운동은 장소 대여비가 만만치 않다. 야구, 축구, 농구, 테니스, 탁구 등을 쉽게 예로 들 수 있다. 반면, 코어운동은 별도의 장소가 필요없다. 어디에서나 할 수 있기 때문에 장소 대여비도 0원이다.

교통비 0원

 운동을 하기 위해 별도의 장소로 이동할려면 교통비가 든다. 대중교통이든, 자가용이든 말이다. 하지만, 코어운동은 현재 자기가 있는 장소에서 할 수 있다. 운동을 하기 위해 이동할 필요가 없다. 그래서 교통비도 0원이다.

 여기에는 돈으로 환산할 수 없는 더 놀라운 사실이 숨어 있다. 바로 시간을 절약할 수 있다는 것이다. 코어운동은 이동시간이 필요없다. 이동을 위해 소비되는 시간을 고스란히 아낄 수 있다.

 시간은 돈으로도 살 수 없다. 그만큼 시간의 가치는 돈의 가치를 훨씬 뛰어 넘고도 남는다. 길에서 버려지는 그 귀중하고 소중한 시간을 나를 위해서 보다 가치있게 사용할 수 있는 것이다.

장비 구입비 0원

　운동종류마다 차이는 있지만, 운동에는 생각보다 장비가 필요한 운동들이 많다. 장비 구입금액은 만만치 않다. 최소한 몇십 만원은 기본적으로 생각해야 한다. 골프는 웬만한 직장인들의 월급과 맞먹는다. 클럽과 가방, 신발, 옷 등의 구입비용을 합하면 고개가 끄덕여 질 것이다. 미혼의 직장인이라면 자기를 위해 한 달 수입을 투자할 수는 있겠지만, 기혼자이고 아이들이 학교에 다닌다면 여간 부담스러운 일이 아니다.

　코어운동은 장비가 필요없다. 맨몸 운동이기 때문에 자기 몸만 있으면 된다. 그래서 장비 구입비도 0원이다.

　건강이 제일 소중한 가치이지만, 돈 쓸 일이 많은 직장인들이 운동에 많은 비용을 투자하는 것은 현실적으로 어렵다. 고정적인 월급에 돈이 필요한 곳은 나날이 늘어만 간다. 월급은 통장에 입금되는 동시에 각종 카드 값과 공과금, 대출이자 등으로 바로 출금된다. 여유 자금이 있더라도 항상 아이들이 우선이다.

　코어운동은 이러한 직장인들의 고민거리를 한방에 날려 준다. 운동비용이 제로이기 때문이다. 여기에 덧붙여서 이동에 소요되는 시간을 고스란히 확보할 수 있다. '단 10분'도 소중한 직장인들에게 귀중한 시간을 절약할 수 있고, 운동비용도 없다. 이 얼마나 매력적인 운동인가!

15분이면 된다

운동은 30분 이상?

"하루에 운동을 얼마나 해야 좋나요?"

이렇게 전문가에게 물어보면 보통 이런 대답이 들려온다.

"최소한 30분 이상은 해야 좋습니다."

왜 30분 이상인지 이유를 요약해보면 이렇다.

운동을 하면 열량공급이 필요한데, 초기 열량공급의 주 영양소는 탄수화물이다. 탄수화물이 열량공급원으로 사용이 되고, 일정 시간이 지나야 지방이 주 영양소로 사용된다. 그래서 몸에 축적된 지방을 줄이려면 적어도 30분 이상 운동해야 효과가 있다는 것이다.

그러면 60분 운동했을 경우, 30분 운동했을 때보다 운동효과는 두 배 이상일까?

덴마크 코펜하겐대학 연구팀이 운동시간에 따른 체지방 감량과 효과를 알아보고자 연구를 실시했다.

연구결과, '30분 운동을 하나 60분 운동을 하나 체지방 감량에서는 근소한 차이를 보였다'고 발표했다. 연구결과는 '미국 생리학 저널(American Journal of Physiology)'에 기재되었다.

의외지 않은가? 2배 효과는 고사하고 '근소한 차이'였다. 그러면 굳이 바쁜 직장인들이 근소한 차이를 위해 한 시간 운동에 투자할 필요가 있을까? 차라리, 30분만 운동을 하고, 남은 30분은 다른 활동에 사용하는게 더 현명하다.

도대체 어떻게 이런 결과가 나왔을까? 연구과정은 아래와 같다.

1. 목 적 : 운동시간에 따른 체중 및 체지방 감량 효과 측정
2. 기 간 : 13주
3. 방 법 : 유산소 운동 30분 그룹과 60분 그룹으로 나누어 실시
4. 참여인원 : 젊은 남성 62명

여기서, 연구에 참여한 젊은 남성 62명은 모두 건강하지만 일과시간에

주로 앉아 있는 시간이 많고, 과체중까지 있는 사람들이었다. 이러한 상황이면 일반 직장인으로 봐도 무방할 것이다.

이들은 체중감량 및 체지방감량을 위해 유산소운동은 각각 30분, 60분 13주 동안 실시했다. 13주 이후 결과는 아래 표와 같다.

목 록	30분 그룹(평균)	60분 그룹(평균)	비 교
체 중	-3.6kg	-2.7kg	30분 그룹 승
체지방	-3.8kg	-4kg	60분 그룹 승

체중 측면에서는 30분 그룹이 더 유리했다. 절반의 운동시간을 투자했음에도 체중감량은 무려 0.9kg이나 더 효과를 얻었다. 체지방 측면에서는 60분 그룹이 유리하게 나왔으나 그 차이는 0.2kg로 근소했다.

두 배의 시간을 투자해서 체중 감량 효과는 적지만 체지방 효과를 볼 사람이 과연 있을까? 어떻게 이런 재미난 결과가 나왔을까?

연구팀은 아래 가설을 발표했다.

'하루 30분 운동을 한 사람들은 운동을 더 많이 할 수 있었는데 덜 했다고 생각해 음식을 적게 먹은 반면, 60분 운동한 사람들은 충분히 땀을 흘렸다고 생각해 음식을 더 많이 먹게 되었다.'

이 말은 일종의 보상심리를 유발해 식욕을 자극함으로써 음식을 더 섭취했다고 볼 수 있다. 60분 운동을 한 그룹의 보상심리가 30분 운동한 그룹보다 높다고 볼 수 있다. 이러한 보상심리가 식욕을 자극해 60분 운동한 그룹이 음식을 더 많이 섭취한 것이다.

실제로 60분 운동을 한 이들의 에너지 소비량은 30분 운동 그룹보다 두 배 더 많았지만, 누적된 에너지 균형은 비슷했다. 여기서 에너지 균형은 섭취한 음식의 열량과 신체활동으로 소비한 열량 간의 균형을 말한다. 에너지 균형이 비슷하다는 것은 60분 운동 그룹이 운동을 더 한 만큼, 더 많이 먹었다는 뜻이다.

이 연구결과가 의미하는 것은 적은 시간이라도 규칙적으로 운동하고 음식조절을 하면 체중과 체지방 감량 효과를 얻을 수 있다는 것이다.

코어운동은 15분이면 된다

30분이 아니라 15분이면 어떨까?

필자는 '15분 기적의 코어운동'이면 충분하다고 생각한다. 이것을 증명하는 객관적인 데이터가 있다. 바로 '국민체력 100 체력평가 결과물'이다.

필자가 코어운동의 효과에 대한 검증차원으로 지난 2015년 11월 24일, 국민체육진흥공단이 운영하는 '국민체력 100', 성동 체력인증센터에서 체력측정을 실시했다.

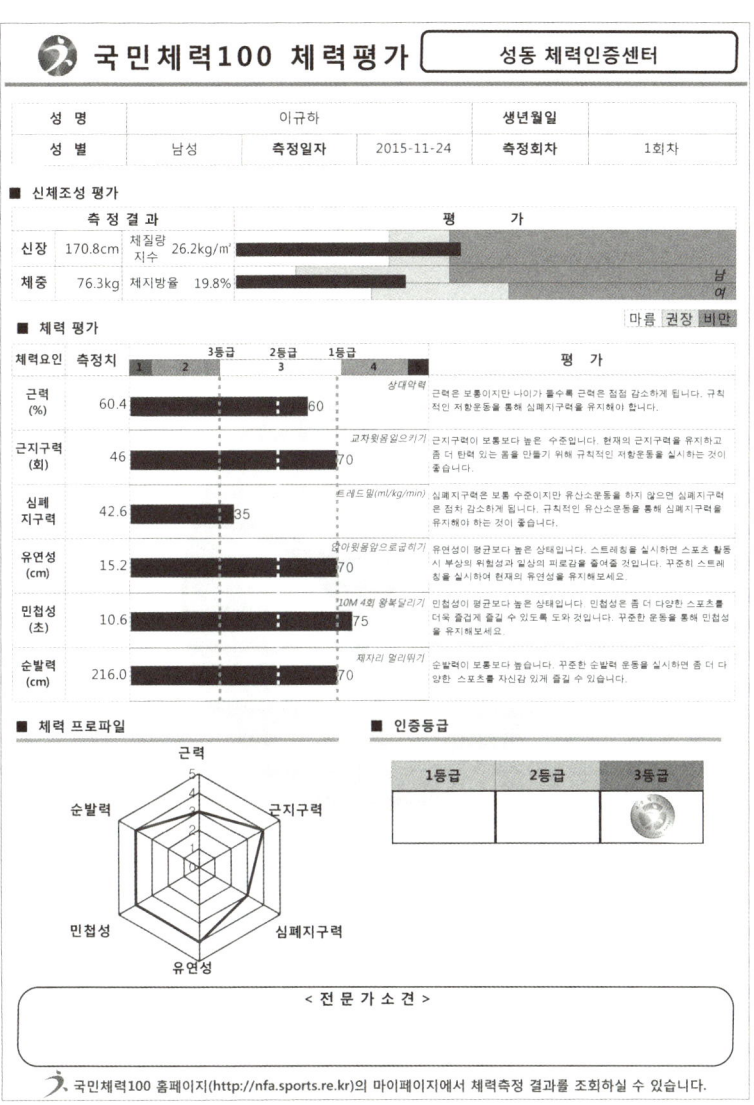

국민체력 100 체력평가 결과물 - 2015. 11. 24.

하루 15분 코어운동만 했을 뿐인데 운동효과는 놀라웠다. 근지구력, 유연성, 민첩성, 순발력 4개 종목이 1등급이다. 근력은 2등급이고, 심폐지구력은 3등급이다. 체력인증 등급선정은 6가지 체력평가 항목 중에서 제일 낮은 등급기준으로 선정이 된다. 나는 심폐지구력 때문에 3등급을 취득했다.

국민체력 100 자료에 따르면, 여기서 말하는 등급에 따른 체력 수준은 다음과 같다. 3등급은 최소한의 건강 유지에 필요한 체력 수준, 2등급은 활발한 신체활동 참여에 필요한 체력 수준, 1등급은 다양한 스포츠에 도전하여 활력적이고 주도적으로 활동할 수 있는 체력 수준을 뜻한다.

하루 15분 코어운동의 효과는 근지구력, 유연성, 민첩성, 순발력 부분에서는 다양한 스포츠에 도전하여 활력적이고 주도적으로 활동할 수 있는 체력 수준이고, 근력은 활발한 신체활동 참여에 필요한 체력 수준, 심폐지구력은 최소한의 건강 유지에 필요한 체력 수준이다.

성동체력인증센터의 운동처방사 말에 따르면, 체력측정한 사람들 중에서 1등급을 취득하는 사람은 5% 미만, 2등급은 15% 미만, 3등급은 30% 미만이라고 했다. 10명이 체력측정을 하면 3등급을 취득하는 사람이 3명도 안 된다는 말이다. 보통 1등급을 획득하기 위해서는 표준체중의 성인이 운동을 하루 1시간 이상, 주 5회 이상, 적어도 세 달 이상 꾸준히 실천해야 가능하다고 했다.

　체력측정을 신청하는 사람들이 평소 체력에 관심을 갖고 운동하는 것을 고려할 때 3등급만 받아도 '우수'한 것이라고 말했다.

　끝으로 현재 하고 있는 운동을 유지하고, 제일 낮은 심폐지구력을 향상시키기 위해 유산소 운동을 보강하면 다음 체력평가에 1등급 취득이 무난할 것이라며 발전 가능성을 높이 샀다.

　혹자는 '저자는 마라톤 풀코스도 완주하고, 철인 3종 경기도 완주해서 기초체력이 있었기 때문에 좋은 결과가 있었다'라고 말할 수도 있을 것이다. 그러나 결론은 아니다. 왜냐하면 운동도 꾸준히 해야 체력이 유지되는 법이지, 몇 개월만 쉬어도 체력은 떨어지기 때문이다.

　만약 3개월 이상 운동을 쉬었다면 예전 본인의 운동능력은 잊고 다시 처음부터 시작하는 것이 옳다. 그렇지 않고 예전 운동능력으로 운동을 했다면 백이면 백, 부상이 온다. 몸의 운동능력은 처음으로 돌아갔는데 마음의 운동능력은 전성기 때를 생각하고 있으니 부상이 올 수밖에 없다. 몸의 운동능력과 마음의 운동능력 차이만큼 부상의 크기는 비례한다.

　필자는 2010년 7월 제주국제 Ironman 대회 완주, 같은 해 11월 중앙마라톤 풀코스 완주 후 결혼과 육아로 운동과는 담을 쌓고 지냈다. 그래서 2011년, 2012년, 2013년 3년 동안 체중은 무려 14kg이나 증가했다. 그리고 운동은 거의 하지 못했으니 실제로 나의 체력은 '제로 베이스'라고 봐도 무방하다.

제로 베이스에서 시작한 코어운동으로 2013년, 2014년, 2015년 3년 동안 체중은 86kg → 76kg으로 10kg 감량했고, 운동능력은 근지구력, 유연성, 민첩성, 순발력 4개 종목에서 모두 1등급을 받았다.

하루 15분 코어운동을 했을 뿐인데 결과는 놀랍지 않은가!

다이어트 효과와 1등급 운동능력까지!

체력인증 3등급만 취득해도 각종 성인병의 위험을 상당부분 줄일 수 있다.

나는 코어운동으로 하루를 시작한다. 야근, 회식 등의 이유로 아침에 몸이 조금 피곤해도 매일하려고 노력한다. 그래도 한 번씩 건너뛰는 것을 고려하면 대체로 일주일에 평균 5회는 하고 있다.

15분 × 5회 = 75분, 일주일에 75분이다. 일주일에 75분 운동하고 이만큼 효과가 있는 운동이 과연 몇 개나 될까?

여기서 누구나 쉽게 할 수 있고, 언제, 어디서나 할 수 있으며 별도의 도구나 장비가 필요없고, 운동비용이 제로라는 조건이 붙는다면 그 수는 더욱 줄 것이다.

하루 딱 15분!

바쁜 현시대를 살아가면서 여유를 갖고 자기시간을 보내는 직장인이 과연 몇 명이나 될까?

직장 일에, 가족들 뒷바라지만 해도 만만치 않거니와 주말이면 어김없이 찾아오는 각종 경조사들을 챙기다보면 취미생활은 고사하고 운동할 시간도 부족한 게 현실이다. 뭐가 그렇게 바쁜지 직장인들에게는 자신만의 시간을 갖는 것은 마치 사치처럼 보인다. 현시대를 살아가는 직장인들의 비애다.

하루 일과가 끝나 집에 오면 만사가 귀찮고, 좋아하는 TV 프로그램 보며 위안삼는다. 이렇게 하루를 마무리하는 것이 직장인들의 일상이다. 정말 하루 24시간은 그 무엇으로 꽉 차있다.

하루를 정신없이 보내는 직장인들에게 하루 한 시간 운동을 하라고 하면 과연 몇 명이나 할 수 있을까?

몇 번은 할 수 있겠지만 매일 꾸준히 하기란 정말 어려운 일이다. 그렇기 때문에 직장인들 중에는 운동을 꾸준히 하는 사람보다 안하는 사람이 훨씬 많은 것이다. 운동의 중요성은 누구나 알고 있지만 바쁜 삶 속에서 실천하기는 한마디로 하늘의 별따기인 것이다.

하지만, 운동하는 시간이 한 시간이 아니라, 딱 15분! 이다. 딱 15분만 해도 운동 효과는 충분하다. 언제, 어디서나 간편하게 할 수 있으며, 이

동시간도 필요없고, 비용도 들지 않는다. 몸 건강은 기본이고, 마음 건강까지, 더 나아가 생각 활성화에도 도움이 되는 운동이 있다면 다시 한 번 생각해 볼 수 있지 않겠는가! 그리고 실천해 볼 수 있지 않겠는가!

자, 하루 딱 15분이다. 한 시간도 아니다. 하루 24시간에 1%에 해당되는 시간 15분, 아무리 바쁜 직장인이고, 시간이 없다고 해도 나의 건강을 위해서 하루 15분은 배정할 수 있지 않을까!

그래서 나는 '15분 기적의 코어운동'을 우리 직장인들의 운동으로 강력히 추천한다.

4

마음이 건강해진다

코어운동은 명상이자 자기수련이다

 코어운동은 동적인 명상이다. 명상을 통해 혼란스러운 마음을 진정시킬 수 있다. 마음이 차분해진 상태여야 비로소 문제의 근본을 찾을 수 있고, 해결책도 찾을 수 있는 것이다. 이것이 명상을 해야 되는 근본적인 이유이다.

 '명상'이라는 단어를 생각하면 머리에 떠오르는 사람이 한 명 있다. 21세기를 움직인 기술혁신의 아이콘, 바로 '스티브 잡스'다. 그는 매일 명상을 통해 아이팟, 아이튠즈, 아이패드 그리고 스마트폰의 대명사인 아이폰과 같은 독창적인 제품으로 전 세계인의 생활패턴을 바꾸어 놓았다.

스티브 잡스의 한 지인은 그에 대해 이렇게 말했다.

"스티브 잡스의 창의력과 통찰력의 배경은 최신의 마케팅 이론이나 첨단 기술이 아닌 '명상'이다."

여기서 명상에 대한 스티브 잡스의 말을 들어보자.

"가만히 앉아서 내면을 들여다보면 우리는 마음이 불안하고 산란하다는 것을 알게 됩니다. 그것을 잠재우려 애쓰면 더욱 더 산란해질 뿐이죠. 하지만 시간이 흐르면 마음 속 불안의 파도는 점차 잦아들고, 그러면 보다 미묘한 무언가를 감지할 수 있는 여백이 생겨납니다.

바로 이때, 우리의 직관이 깨어나기 시작하고 세상을 좀 더 명료하게 바라보며 현재에 보다 충실하게 됩니다. 마음에 평온이 찾아오고 현재의 순간이 한없이 확장되는 것이 느껴집니다. 또 전보다 훨씬 더 많은 것을 보는 밝은 눈이 생겨납니다. 이것이 바로 마음의 수양이며, 지속적으로 훈련해야 하는 것입니다. 인도에서 돌아온 이후 명상 수행은 제 삶에 깊은 영향을 끼쳤습니다."

정적인 명상이 익숙지 않은 사람들에게 보다 쉽게 접근할 수 있는 것이 동적인 명상이다. 동적인 명상은 정신적인 질환치료에도 많은 도움을 준다. 실제로 동적인 명상을 통해 정신적인 질환을 치료한 사례는 많다.

2009년 MBC에서 방송된 'MBC 스페셜 - 박찬호는 당신을 잊지 않았다' 편에 출연한 코리안 특급 전 야구선수 박찬호 선수 인터뷰 내용을 소개한다.

"텍사스 시절 명상이 없었다면 저는 아마 이 세상에 없었을 수도 있어요. 뭐… 그런 생각도 했었으니까……. 명상을 통해서 다시 한 번 나를 찾고, 나한테 조언했던 사람, 조언해 준 그런 얘기들을 정리하는 시간을 가졌던 거죠."

"명상을 통해 세상에 대한 겸손함을 배웠죠. 올라가서 내려오는 걸 못 배웠기 때문에, 올라가는 것만, 쌓아 놓는 것만 배운 거예요. 이기고, 이런 것만…. 그래서 항상 잘해야 된다고만 생각했죠. 못했을 때, '아, 그래 이럴 수도 있구나'라는 걸 배우지 못했기 때문에……."

하루 일과가 끝나고 잠자리에 들기 전 박찬호는 늘 명상의 시간을 가졌다. 텍사스 시절 명상은 박찬호에게 무엇보다 할 수 있다는 자신감을 되찾아 준 큰 버팀목이었다고 한다.

2012년 SBS 〈힐링캠프〉에 출연한 탤런트 고소영은 '절체조'를 하며 악성 루머로 상처받은 마음을 다스렸다고 했다.
탤런트 김혜옥은 절운동으로 화병을 치유했다고 한다. 이 밖에도 이

효리, 신세경 등 유명 연예인들이 하는 운동으로 절운동이 소개돼 화제가 되기도 했었다.

　박찬호가 했던 명상과 고소영이 했던 절체조 그리고 유명 연예인들이 한 절운동, 이 모두가 동적인 명상이다. 그리고 코어운동도 동적인 명상 중에 하나이다.

스트레스에 마음이 병들고, 지치고, 힘든가?

무기력해지는 자신이 싫어지고 미워지는가?

잃어버린 자신감을 되찾고 싶은가?

그러면, 코어운동을 해 보자.

믿기 힘들겠지만 곧 기적을 만나게 된다.

직접 느껴보자. 그 놀라운 변화를!

5

생각이
활성화 된다

생각을 해야 한다

 생각이 Key다. 생각이 없는 독서는 아니 한 만 못하고, 생각이 없는 삶은 하등 동물의 삶과 다를 바가 없다. 인간은 생각을 하고, 또 생각을 해야만 하는 존재다. 생각을 어떻게 하느냐에 따라 인생의 질과 품격이 달라진다.

 우리는 어떤 경우에 생각이 활성화 될까?

 단순하고 반복적인 행위를 하거나, 명상할 때 생각이 활성화된다. 여기서 단순 반복적인 행위라 하면 독서, 책 쓰기, 걷기 등을 예로 들 수 있다.

 그러나 걷기는 외부적인 상황에 따라 방해를 받기도 한다. 자전거가 불쑥 튀어 나오거나, 오토바이가 요란한 소리를 내면서 지나가거나, 자동차가 경적을 울리거나 등 변수가 많을 수밖에 없다.

여기 운동을 하면서 생각을 할 수 있는 또 하나의 운동이 있다. 바로 코어운동이다. 코어운동은 실내에서 하는 운동이라 외부적인 상황에 대한 변수가 없다. 그리고 누구나 쉽게 할 수 있는 단순 반복적인 동작이라 생각 활성화에 많은 도움을 준다.

나는 코어운동을 할 때 노트와 연필을 옆에 두고 한다. 어떤 문제에 대해 생각이 필요할 때는 노트에 그 내용을 적고 한다. 생각은 크게 의식적 생각과 무의식적 생각으로 나눌 수 있다. 노트에 적은 내용을 상기하면서 하는 것은 의식적 생각에 속한다.

단순 반복적인 동작이라 몸은 자연스레 움직이고, 머리는 생각에 몰입한다. 코어운동을 할수록 문제는 조금 더 명확해지고, 서서히 실마리가 보이기 시작한다. 이때 코어운동을 잠시 멈추고 떠오른 생각들을 바로 노트에 적는다. 이렇게 생각에만 골몰해도 해결방안이 떠오른다는 것이 정말 신기할 따름이다.

나의 경험에 의하면 몸을 움직이지 않고 가만히 생각에 집중했을 때 생각활성도가 30%라면 코어운동을 하면서 생각에 집중했을 때는 거의

100%에 가깝다. 3배 이상의 효과가 있는 것이다.

그리고 딱히 생각할 문제가 없을 때는 그냥 코어운동을 한다. 그러면 운동 중간에 나도 모르게 무의식적 생각이 떠오른다. 예전에 생각은 했었는데 잊어 버렸다거나, 그 때는 별로 중요하게 생각하지 않았는데 지금은 다른 문제의 실마리를 제공해주기도 하는 중요한 단서들이다. 나는 이때도 놓칠세라 바로 떠오른 생각들을 다시 노트에 써 내려간다.

필자는 코어운동을 하면서 생각을 활성화해 많은 문제들을 해결할 수 있었다. 평범한 직장인이 이렇게 책을 낼 수 있었던 것도 꾸준히 실천한 코어운동 때문이다.

운동하면서 생각을 활성화할 수 있다. 놀랍지 않은가!
이게 바로 코어운동이다.
생각을 활성화하는 운동, 코어운동을 해 보자!

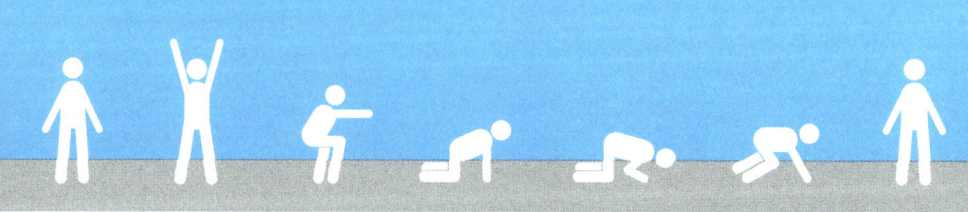

제4장

그럼, 코어운동은 뭐야?

**15분
기적의 코어운동**

기본이 혁신이다.
— 대림그룹 PR 중에서

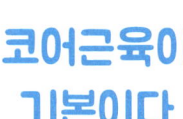

코어근육이 기본이다

기본을 생각하다

남들은 보수적이라고 합니다.

원칙을 지키고 약속을 맨 앞에 두는 것이 보수라면,

대림은 보수적입니다.

남들은 고지식하다고 합니다.

편법을 모르고 정도만을 걷는 것이 고지식이라면,

대림은 고지식합니다.

원칙, 약속, 기본

그 안에 혁신의 길이 있습니다.

기본이 혁신이다.

대림

　2011년 대림그룹의 기업 PR 광고 내용이다. 그룹 PR 광고 중 가장 높은 광고 선호도를 보이며 소비자들에게 좋은 반응을 얻었다. '기본이 혁신이다'는 문장은 언제나 깊은 울림을 준다.

　지난 2010년 벤쿠버 동계 올림픽 피켜스케이팅에서 우리나라 최초로 금메달 획득, 그리고 2014년 소치 동계 올림픽에서는 은메달 획득한 피겨여왕 김연아는 기본을 강조한다.

　피겨꿈나무들을 위한 'One Point Lesson'시에도 피겨스케이팅의 노하우는 화려한 피겨 기술이 아닌 기본동작인 크로스 오버라고 강조했다.

　2018년 평창동계올림픽 홍보대사이기도 한 김연아는 '평창 위한 발걸음, 기본을 잊지마라'는 제목의 글을 대한빙상경기연맹 소식지에 기고하기도 했었다.

'그래도 잊어서는 안될 것은 기본에 충실한 훈련이다.'

'기본에 충실해야 기술의 난이도를 높일 수 있다는 점을 잊어서는 안된다.'

'모자라는 것을 채우고 극복하기 위해서는 기본기에 충실한 교과서 같은 훈련이 필요하다.'

이렇게 김연아가 강조하는 것은 기본이다. 그리고 본인이 기본에 가장 충실했기 때문에 올림픽 금메달과 피겨여왕, 국민요정이라는 수식어가 따라 붙었다고 생각한다.

대림그룹과 김연아, 이외 굴지의 기업들과 최고의 경지에 오른 사람들은 항상 기본을 강조한다. 이렇듯 무엇을 하는 데 있어서 기본만큼 중요한 게 없다. 기본을 다지는 것이 시작이자, 끝이다.
그래서 기본은 언제나 생각하고, 행해야 하는 것이다.

인생의 기본은 건강이다.
건강하지 않으면 무엇인들 의미가 없고, 할 수가 없기 때문이다. 거부가 되었다 한들 병실에 누워있다면 무슨 의미가 있겠는가? 건강하지 않는 삶은 언제 터질지 모를 시한폭탄을 안고 사는 것과 같다. 그렇기 때문에 우리는 무엇보다 건강을 먼저 챙겨야 한다.

건강의 기본은 운동이다.
건강의 일등공신이 운동이기 때문이다. 운동만큼 짧은 시간에 확실한 효과를 내는 것은 없다.

건강은 한마디로 혈액순환이다. 혈액순환만 잘되면 건강체가 되기 때문이다. 규칙적으로 운동을 하면 혈압, 콜레스테롤, 당뇨의 수치가 동시에 떨어진다. 혈압, 콜레스테롤, 당뇨의 수치가 호전됨에 따라 혈관은 점점 맑고, 깨끗해진다. 그 결과 혈액의 흐름이 원활해져 건강체가 되는 것이다.

먹는 것으로도 이러한 수치들을 개선할 수는 있겠으나 운동에 비할 바가 못 된다. 덧붙여서 운동은 여기에 심폐능력과 근력 향상, 스트레스 해소, 면연력 증가, 자신감 상승 등 부차적으로 따라오는 긍정적인 신호들이 너무나도 많다.

운동의 기본은 근육과 심폐능력이다.

운동을 하기 위해서는 몸을 움직이게 하는 근육들이 적극적으로 활동에 참여해야 하고, 그 근육들이 움직이는 데 필요한 산소와 영양분이 포함된 혈액을 보내는 심폐능력이 있어야 한다.

그러면 몸의 근육 중에서 기본에 해당되는 근육은 어디일까?

바로 코어근육이다. 코어근육이 근육들의 기초가 되는 근육이자, 힘의 원천이기 때문이다. 코어근육을 주축으로 해서 나머지 근육들이 따라 움직인다. 코어근육이 없는 상태에서는 하체근육, 상체근육은 힘을 쓰지 못 한다. 따라서, 우리 몸에서 기본적인 근육인 코어근육을 먼저 단련해야 한다.

몸 속에서 가장 중요한 근육은 코어근육이다

'코어(Core)'의 사전적 의미는 어떤 것의 핵심적이고 중심적인 부분을 일컫는 말이다. 물체로 보면 중심부 또는 알맹이 부분을 말한다. 여기서는 '몸의 중심'이라는 뜻으로 사용한다.

코어근육에 있어 세계적인 권위자인 스튜어트 맥길 교수(워털루대학교 신체운동학부)는 몸 속 근육 중에 가장 중요한 근육은 단연 코어근육이라고 주장한다.

코어근육의 첫번째 역할은 척추를 단단히 유지해 하중을 견뎌내는 것이다. 그런데 코어근육이 약하면 척추에 압박이 가했을 때 바로 휘어져 버리고 만다고 얘기한다.

코어근육이 강한 사람은 쉽게 넘어지지도 않는다. 몸이 중심을 잃어도 코어근육이 금방 다시 중심으로 복원시키기 때문이다. 반면, 코어근육이 약한 사람은 쉽게 넘어지거나 중심으로 몸을 되돌릴려고 발버둥치다가 결국 삐긋하게 되고 더 크게 다치게 된다.

우리가 생활하는 데 있어서 가장 기본적인 근육이자, 중요한 근육은 코어근육이다. 이동하거나, 정지하거나, 어떤 물건을 들 때 등 즉, 우리 몸이 움직일 때 코어근육의 개입이 절대적이다. 그렇기 때문에 코어근육의 참여 없이는 모든 활동들이 제한적이고 원활한 수행이 어렵다. 따라서 우리는 그 어떤 근육보다 먼저 코어근육을 강하게 만들어야 한다.

코어근육에 대해 자세히 설명한 글이 있어서 소개한다. 아래 내용은 강창근의 『트레이너 강 코어 운동 가이드』에 나오는 일부 내용이다.

'인체에서 코어는 일반적으로 척추, 골반, 둔근의 복합체이다. 코어근육은 척추 및 골반에 붙어 있는 29쌍의 근육을 말한다. 이 근육들은 크게 안정성 근육과 가동성 근육으로 나뉜다.

안정성 근육은 움직일 때 척추를 안정적으로 잡아주어 자세를 바르게 하거나 외부의 저항에도 자세가 무너지지 않게 하는 역할을 한다. 가동성 근육은 동작을 할 때 주로 사용되며 몸에서 폭발적인 힘을 쓸 때 힘을 전달하는 연결고리로 사용된다.

코어근육을 사용할 수 없다면 우리는 힘을 쓸 수도, 중심을 잡을 수도 없다. 신체의 운동과 움직임에 있어서 가장 필요한 근육은 코어근육이다. 코어근육이 바로잡혀야 올바른 움직임과 큰 힘을 사용할 수 있다.'

그래서 신체에서 가장 기본이 되고 중요한 근육은 단연 코어근육이다.

코어근육 중에서 우선순위 1번은 엉덩이 근육

'엉덩이에 근육이 있을까?'
'엉덩이는 출렁거리는 지방 덩어리 아닌가?'

이렇게 생각하는 독자들이 많을 것이다. 하지만 엉덩이는 여러 층의 근육으로 이루어져 있는 근육 덩어리다. 몸 전체 근육의 대략 70% 정도가 하반신에 집중되어 있다. 하반신 근육 중에서 엉덩이 근육이 차지하는 비율이 무려 57%나 된다. 이 비율은 전신 근육의 40%에 해당되는 수치이다. 따라서 엉덩이 근육은 우리 몸에서 가장 큰 근육이다. 한마디로 근육의 왕이다.

엉덩이 근육은 몸의 상반신과 하반신을 연결시켜주고, 좌우 균형을 조절하고, 걷거나 달리게 하는 역할을 한다. 대표적인 엉덩이 근육으로는 대둔근, 중둔근, 소둔근이 있다.

대둔근은 엉덩이 부분에 있는 커다란 근육으로 몸을 움직이거나 바로 세우는 역할을 한다. 대둔근은 의자에 앉을 때 바닥에 닿는 근육이고, 힙업을 위한 부위이다.

중둔근은 골반 바깥쪽에 위치해 있고 평형 유지에 절대적인 근육이다. 특히 중둔근은 매력적인 엉덩이를 만드는 역할을 하며, 둔부를 탄력 있게 보이게 하고, 동그랗게 바짝 올라붙은 모양을 유지해 준다.

소둔근은 엉덩이 깊숙한 곳에 위치해 주변 근육들과 함께 움직이며 균형 있고 섬세한 모양의 엉덩이 라인을 만들어준다.

무너진 엉덩이가 전신 건강을 해친다

우리 몸의 중심, 엉덩이가 빈약하면 건강의 적신호로 받아 들여도 무방하다. 엉덩이 근육은 좌식생활이 많을수록, 나이가 들수록 점점 약해지고 힘없이 늘어진다. 하지만 대부분의 사람들이 엉덩이 근육의 중요성을 잘 몰라서 운동하지 않고 그냥 넘어간다. 운동할 필요성을 느끼지 못하기 때문이다.

몸의 근육량과 근력이 급격히 줄어드는 것을 '근감소증'이라고 한다. 근감소증은 한국인 65세 이상 남성은 27%, 여성은 28%으로 진단될 만큼 매우 흔한 증상이다. 우리 몸에서 엉덩이 근육이 차지하는 비율이 약 40%나 되기 때문에 빈약한 엉덩이는 근감소증이 될 확률이 높다. 근감소증은 관절의 통증과 사망률을 드높인다.

또한, 근감소증이면 당뇨병 가능성이 기하급수적으로 높아진다. 근육은 에너지를 만들어 내고 사용하는 주요 조직이다. 음식을 먹어 섭취한 당이 우리 몸의 필요량보다 많은 경우에는 남은 당을 간과 근육에서 소모해야 된다. 하지만, 간은 크기가 제한되어 있기 때문에 잉여 당은 근육에서 소모해야 한다. 따라서 근육량이 많은 사람은 잉여 당을 소진할 수 있는 반면에 근육량이 적은 사람은 소진할 수가 없다. 근육에서 소모하지 못한 당들은 혈액을 통해 몸 안을 돌다 결국 당뇨를 유발하게 된다.

폐경기 여성의 경우, 엉덩이가 빈약할수록 심뇌혈관질환의 위험도가 더 높아진다.

고려대 구로병원 내분비내과 연구 결과에 따르면 엉덩이가 심혈관 질환 발생과 깊은 상관관계가 있는 것으로 밝혀졌다. 여성의 경우, 폐경 후 기초대사율과 여성호르몬이 줄게 되는데 이 경우 엉덩이 근육량은 줄어들고, 뱃속의 내장지방은 급격하게 늘어나게 됨에 따라 혈관벽이 좁아지는 죽상동맥경화증 가능성이 높아진다고 한다.

'애플힙'은 건강미의 대명사이자 섹시의 아이콘

사과같이 생긴 엉덩이는 탱탱하고 탄력 있게 보여 젊음의 상징이자 건강미의 대명사다. 또는 '애플힙은 섹시의 아이콘'이라고 한다. 사과같이 생긴 엉덩이가 가장 섹시하다는 뜻이다.

엉덩이 근육을 단련하면 허리가 튼튼해지고, 무릎, 골반의 부상도 예방할 수 있다. 엉덩이 근육은 우리 몸에서 가장 큰 근육이기 때문에 운동한 만큼 많은 칼로리를 소모시켜 다이어트 효과도 크고, 골반을 바로잡아 주어 바른 자세를 유지하는 데도 많은 도움이 된다.

또한, 엉덩이 근육을 키우면 운동수행 능력도 향상된다. 왜냐하면 엉덩이 근육이 모든 힘의 원천이자 운동할 때 가장 큰 힘을 내는 부위이기 때문이다. 엉덩이 근육을 키우면 혈액 속에 떠다니는 당을 소진하여 당뇨병도 예방할 수 있다.

'근육과 수명이 깊은 연관관계가 있다'는 연구 결과도 있다. 2014년 분당 서울대병원 연구결과에 따르면 근육없는 노인이 근육있는 노인보다 사망률이 무려 3배나 높았던 것이다.

우리 몸 중에서 가장 큰 근육인 엉덩이, 엉덩이 근육을 키우면 각종 질병 예방은 물론 다이어트 효과, 바른 자세 유지, 운동수행 능력 향상, 심혈관 기능 및 심폐기능 향상, 수명 연장에 긍정적인 영향을 끼친다.

힘의 원천이자 모든 활동의 기반은 엉덩이 근육

여기 재미있는 실험이 하나 있다. 아래 내용은 2014년 KBS1 〈생로병사의 비밀, '520회 중년 여성 건강, 엉덩이 근육에 달렸다'〉에 방송된 일부 내용이다.

한국스포츠개발원에서 서울 경동고등학교 야구선수 대상으로 실험을 했다. 실제로 야구에서 엉덩이 근육이 얼마나 사용되는지를 알아보는 실험이다.

실험을 위해 선수들의 엉덩이, 허리, 허벅지에 총 6개의 센서를 부착했다. 그리고 선수가 공을 던질 때, 배트를 스윙할 때 각각 활성화 되는 근육들의 크기를 모니터링했다.

실험 후 결과가 나오기 전에 선수들에게 '어느 부위가 가장 많이 힘이 썼을까?'라고 질문했다. 한 선수는 허리 근육이 가장 많이 힘을 썼을 것이라고 대답했고, 다른 선수는 허벅지 근육이라고 했다.

그리고 '야구의 동작들이 일어났을 때 엉덩이 근육은 어느 정도 힘이 사용 되었을까?'는 질문에는 다들 별로 사용되지 않았을 거라고 말했다.

하지만 결과는 전혀 달랐다. 엉덩이 근육 활성도가 가장 높게 나타났기 때문이다. 사정이 이렇다 보니 엉덩이 근육이 약한 야구선수의 경우 부상에 치명적일 수밖에 없다.

실제로 어깨 통증을 호소하는 투수들을 살펴본 결과, 그 중 상당수가 엉덩이 근육에 이상이 발견된 것이다. 오른쪽 어깨 통증을 호소하는 투수 64명 중 28명(44%)은 왼쪽 엉덩이 근력이 감소하여 왼쪽 다리를 이용한 스쿼트와 뜀뛰기가 불가능했다. 왼쪽 어깨 통증을 호소하는 투수에게서는 오른쪽 근력 이상이 보였다. 엉덩이 근육이 약해서 상대적으로 어깨에 부담이 많이 갔다는 것이다.

서울대병원 재활의학과 정선근 교수는 아래 설명을 덧붙였다.

"이상화 선수가 엄청나게 폭발적인 힘으로 얼음을 차고 나가는 게 바로 엉덩이에서 나오는 힘이죠. 씨름 역시 엄청난 힘의 원천은 엉덩이입니다. 허리 힘 또는 허벅지 힘이라고 생각하죠? 절대로 엉덩이가 없는 허리 힘만으로는 그런 힘이 나올 수가 없습니다. 엉덩이 근육 없이 허리 힘만으로 그런 힘을 내려고 하면 디스크가 찢어집니다. 강한 엉덩이 근육이 받쳐주지 않으면 허벅지 근육으로는 할 수 있는 것이 별로 없습니다. 상체와 하체가 따로 놀 수밖에 없는 것이죠."

'엉덩이 근육이 모든 활동에 기반'이다. 엉덩이 근육이 받쳐주지 않으면 허리 힘과 허벅지 힘도 나올 수 없다. 운동을 비롯한 모든 활동의 근원적인 힘은 엉덩이 근육에서 나온다. 엉덩이 근육이 강한 사람은 모든 활동에 안정적이고 에너지가 넘친다. 그래서 섹시한 엉덩이가 건강미의 대명사가 된 것이다. 엉덩이가 섹시한 사람은 건강할 수밖에 없다. 그만큼 엉덩이 근육이 많다는 것을 의미하기 때문이다.

엉덩이 근육은 우리가 움직일 때 매우 중요한 역할을 한다. 상반신과 하반신을 연결하고, 신체의 중심을 잡거나 폭발적인 힘의 원천이 엉덩이 근육이다. 일상에서 걷거나 달리기를 할 때도 엉덩이 근육이 사용되며, 강한 힘을 쓰는 역할뿐만 아니라 외부의 충격을 흡수하는 역할도 한다.

엉덩이 근육에 건강이 달려 있다. 엉덩이 근육에 관심을 갖고, 엉덩이 근육을 키우자!

아이들의 코어근육은 성인보다 강하다

아기가 태어나면 울부짖는 힘을 통해 복부근육이 수축된다. 자유자재로 손과 발을 움직이면서 점점 코어근육도 커진다. 코어근육이 일정부분 커지면 몸을 뒤집을 수 있고, 더 발전되면 기어 다닐 수 있다. 처음에는 손으로만 기어 다니다가 이어서 손과 발을 함께 이용해서 기어 다닌다. 그럼으로써 코어근육이 점점 더 커지게 된다. 그리고 생후 1년이 되면 마침내 두 발로 서고 걷게 된다. 직립보행이 시작되면 자세와 균형을 잡기 위해 더 많은 코어근육들이 사용되고 활성화되며, 상체와 하체의 근력이 더욱 발달한다.

내가 5살 아들에 대해 깜짝 놀라는 사건이 하나 있었다. '플랭크'라는 운동이 있다. 몸을 '널판지(Plank)'처럼 곧게 펴고 버티는 운동이다. 한 동작 만으로 새골, 어깨, 가슴, 복부와 전반적인 하체근육을 발달시키는 전신운동이다.

회사 후배가 강력히 추천한 운동이라 집에서 한 번 해볼려고 자세를 잡았다. 여름이라 덥고 해서 티셔츠를 벗었는데, 나를 보고 있던 아들이 자기도 하겠다며 윗옷을 벗는다.

"그래 같이 해 보자. 그럼, 아빠랑 시합하자. 오래 버티는 사람이 이기는 거야. 어때?"

나의 제안에 아들은 흔쾌히 받아들인다.

"좋아! 내가 이길거야!"

"아빠 안 봐준다~."

"문제없어, 자신있어, 내가 이길거야!"

아들의 자신감이 하늘을 찌른다.

"그래, 이제 시작한다. 준비~~~ 시작!"

나는 속으로 '그래 너가 해봐야 얼마나 하겠어. 처음부터 바로 이기면 기분 상해서 앞으로 안할려고 할꺼니깐 녀석이 힘들어할 때 적당히 눈치 봐서 져줘야겠군' 이렇게 생각했었다.

하지만, 나의 이런 생각은 기우에 불과했다.

1분이 지났다. : 이상하다……. 녀석이 쓰러질 때가 됐는데 전혀 요동이 없다.

1분 30초가 지났다. : 어랏? 제법인데?

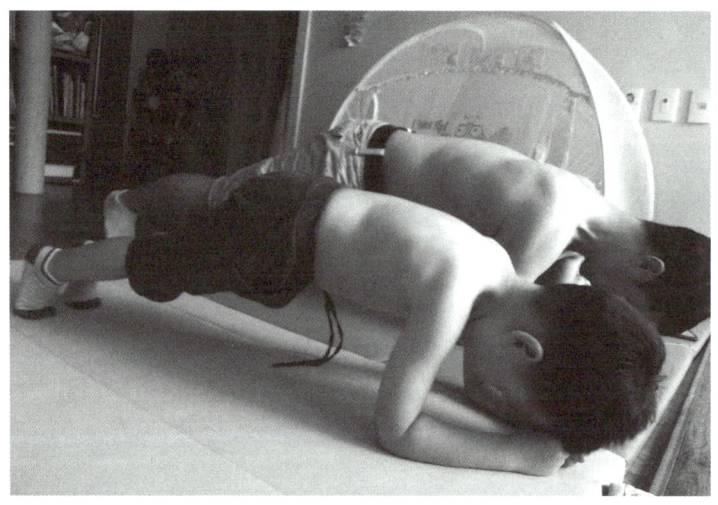

5살 아들과 플랭크 시합 - 처음하는 플랭크라 엉덩이가 조금 높다
(사진은 와이프가 옆에서 보면서 재미있다고 폰으로 찍은 사진이다. 실제 아들과 시합할 때 급작스레 찍은 사진이라 품질은 떨어진다. 하지만 이날의 팽팽했던 긴장감을 보여주기 위해 첨부한다)

2분이 지났다. : 나의 몸은 점점 떨기 시작했다. 버틸 힘이 부족하다는 얘기다. 하지만 아들은 여전히 싱글벙글이다. 이건 뭐지? 힘들지 않나?? 난 힘들어 죽겠건만…….

2분 30초가 지났다. : 팔부터 떨기 시작한 몸은 몸통, 하체까지 다 떨린다. 떨리는 정도도 점점 심해진다. 그래도 아들한테 질 수 없지! 이를 꽉 물고 젖 먹던 힘까지 내서 버틴다. 그런데 아들은 웃으며 이렇게 장난을 친다. 어떻게 이럴 수가 있지???

3분이 지났다. : 이제 난 더 이상 버틸 수가 없다. 몸의 한계는 벌써 지났고, 정신도 바닥을 찍었다. 3분 4초. 아들의 승리! 아빠를 이겼다고 얼

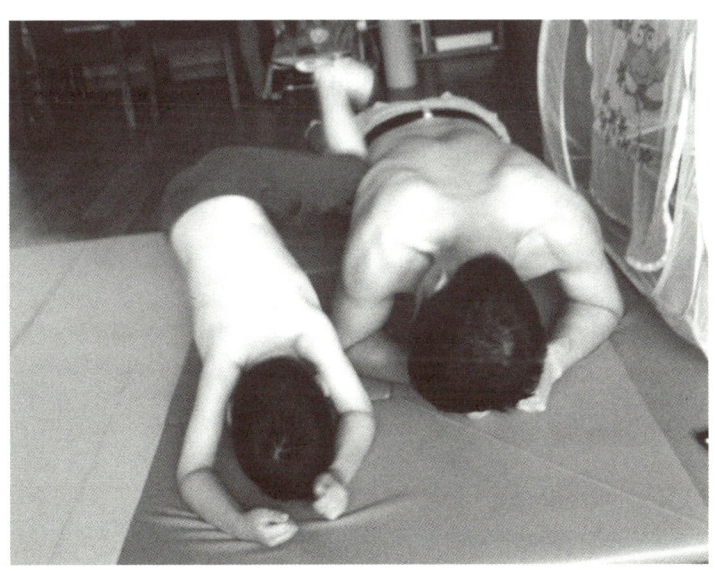

플랭크 2분 30초, 여유있게 장난치고 있는 아들

마나 기쁜지 거실을 방방 뛰어 다닌다. 완전 신났다. 부자의 플랭크 시합을 옆에서 처음부터 보고 있었던 아내도 연신 웃는다. 나도 따라 웃지만 허탈하다.

혹시나 하고 플랭크 시합을 3번 더 했지만 결과는 역시나 모두 아들의 승리로 끝났다. 조카들과도 몇 번을 했지만 결과는 모두 나의 패배였다. 도저히 아이들을 이길 수가 없었다. 필자도 나름 규칙적으로 코어운동을 한터라 체력이 나쁘지 않았던 상태였는데 말이다.

흔히들 '아이들은 에너자이저'라고 한다. 아이를 키우는 부모들은 모두 공감할 것이다. 아이들과 함께 몸놀이를 하다보면 금새 나의 체력은 바닥을 찍는다. 하지만 아이들의 체력은 아직도 생생하다.

"아빠 너무 힘들어, 조금만 쉴게." 하고 아빠는 쉰다. 하지만 아이들은 쉬는 법이 없다. 여기저기 뛰어 다니면서 다른 놀이할 것을 찾아서 또 논다. 이런 행동을 보고 있는 부모들은 하나같이 입을 모아 이렇게 말한다.

"정말 대단해, 저렇게 놀고도 지치지 않나?"
"에너자이저가 따로 없구만!"

용불용설(用不用說)

플랭크에서 진 것과 아이들의 체력은 에너자이저라는 것을 도대체 어떻게 이해할 수 있을까?

여기서 내가 얻은 깨달음은 '용불용설'이다. 자주 사용하는 기관은 발달하고 그렇지 않은 기관은 퇴화한다는 뜻이다. 아이들의 평소 신체 활동량은 성인보다 월등히 많다. 잘 노는 유아들의 하루 평균 걸음수가 26,000보라는 통계도 있다. 반면, 성인들의 하루 평균 걸음수는 6,000보이다. 그러면 유아가 무려 4배보다 더 많은 것이다.

아이들의 행동을 유심히 관찰해보면 입이 다물어지지 않는다. 아이들은 잠시도 가만히 있는 경우가 없다. 걷는 경우도 드물다. 거의가 뛰거나 달린다. 급출발, 급제동도 자유자재다. 만약 성인들이 급출발, 급제동을 했다면 어떻게 될까? 한두 번은 모르겠지만 머지않아 병원행일 것이다.

성인들의 신체 활동량은 어떠한가? 우리는 동적인 것보다 정적인 것을 선호한다. 내 몸을 움직이기보다 현대 문명의 이기를 적극적으로 활용한다. 자가용, 대중교통, 엘리베이터, 퍼스널 모빌리티(자가평행이륜차, 전기스쿠터, 전동퀵보드, 전기자전거) 등을 십분 이용한다.

사무실에서 근무하는 직장인들의 경우는 움직임이 더 줄어든다. 일하는 대부분의 시간을 의자에 앉아서 보내기 때문이다. 출근해서 몸의 움직임은 손가락으로 컴퓨터 자판 두드리는 것과 미팅 참석차 사무실 오가고, 화장실 몇 번, 식사시간 이동이 고작이다.

많이 사용하면 많이 사용한 만큼 더 성장한다. 몸도 마찬가지다. 신체 활동량이 많은 아이들은 자기 몸을 지탱할 수 있는 코어근육을 비롯한 다른 근육들도 이미 단련되어 있다. 하지만, 신체 활동량이 아이들에 비해 턱없이 부족한 성인들은 시간이 지날수록 근육들이 점점 약해져 간다. 대신 지방은 많아진다. 악순환이다.

생각해보면 우리도 어릴 적엔 지금 아이들의 신체 활동량보다 더 많았으면 많았지 적지는 않았다. 지금보다 자동차를 비롯한 이동수단과 해야 될 일을 대신해주는 가전제품들이 훨씬 적었기 때문이다.

이제는 현대문명의 이기를 적절히 이용하면서 의도적으로 신체 움직임을 늘리는 지혜가 필요하다. 몸을 많이 움직여야 몸이 건강해진다.

지금 이 책을 읽고 있는 독자들도 자녀들과 한 번 플랭크 시합을 해보시라. 나는 자녀가 이긴다에 무조건 손든다.

코어운동의 효과와
4가지 구성요소

코어운동의 효과 체험

어느 주말 새벽 아침 한강 산책길이었다. 달리기를 시작한 나는 깜짝 놀랐다. 의식하지 않았는데도 상체는 바로 서있고, 머리는 멀리 앞을 보고 달리고 있는 게 아닌가!

상체가 바로 서있어서 호흡이 편했다. 코어근육이 하체를 리드미컬하게 이끌어 주다 보니 자동적으로 보폭도 커졌다. 이에 따라 속도도 빨라졌다. 심폐지구력이 부족해 빠른 속도를 오래 유지하지는 못했지만 코어운동의 효과를 톡톡히 체험했었다.

그리고 예전에 달리기할 때 상체가 앞으로 숙여지고, 머리가 1미터 앞을 볼 수밖에 없었던 근본적인 이유가 '코어근육이 약해서'란 것도 함께 깨달았다.

이렇게 나는 달릴 때 그동안 해온 코어운동의 운동효과를 제대로 느꼈다. 코어운동을 하기 전에는 달릴 때 항상 상체와 머리가 앞으로 숙여졌다. 그래서 의식적으로 10미터 앞을 보고 달렸다. 하지만 이내 상체와 머리는 다시 앞으로 숙여지고, 그러면 다시 의식해서 멀리 앞을 보는 이런 패턴의 반복이었다.

회사일과 육아로 인해 달리기와 담을 쌓고 지냈지만 그래도 코어운동 15분만큼은 규칙적으로 했다. 국민체력 100 체력평가에서 받은 심폐지구력 3등급을 2등급으로 올리기 위해 어떻게 할까? 고민 끝에 내린 결론이 주말에 일찍 일어나서 심폐지구력의 대표적인 운동인 '달리기를 하자'였다. 그리고 처음 달리기를 한 순간에 바로 몸이 반응한 것이다.

이것은 걸을 때도 마찬가지였다. 의식하지 않고 걷고 다녀서 몰랐는데 유심히 관찰해보니 걸을 때도 상체가 바로 서 있었다. 예전에는 한두 걸음 앞의 땅을 보고 걸었다. 하지만 지금은 10미터 정도 앞을 보고 걷고 있는게 아닌가! 상체는 활짝 펴져 있고 걸음걸이도 시원시원했다.

오늘 출퇴근길에 내가 어떻게 걷고 있는지 확인해 보자. 바로 앞의 땅을 보고 걷고 있다면 의식적으로 허리와 목을 펴서 10미터 앞을 보고 걸어보자.

1분 뒤, 자신의 걷고 있는 모습이 어떠한가? 시선이 1~2미터 앞의 땅을 보고 걷고 있다면 그것은 분명 당신의 코어근육은 약하다는 뜻이다.

고개가 1cm 앞으로 빠질 때마다 목뼈에는 2~3kg의 하중이 더 걸린다. 그 결과, 뒷목과 어깨가 자주 결리고 아프게 된다. 상태가 심해지면 머리뼈와 목뼈 사이에 있는 신경이 짓눌러져서 두통도 생길 수 있다. 이러한 통증은 수면을 방해해서 일상생활에 지장을 주게 된다.

코어근육이 단련되면 상체는 바로 섬과 동시에 시선은 자동적으로 멀리 앞을 바라보게 된다. 따라서 통증 완화에도 많은 도움이 된다. 자신의 목이 거북목이라면 목 스트레칭과 함께 코어근육을 단련해 보자. 그러면 증상이 크게 호전될 것이다.

이상의 내용을 종합해보면 코어근육이 단련되면 다음과 같은 효과를 얻을 수 있다.

첫째, 자세가 바로 선다.

코어근육은 척추를 안정적으로 잡아주고 자세를 유지하는 데 중요한 역할을 한다. 코어근육이 강하면 강할수록 상체는 꼿꼿이 선 대나무와 같이 된다. 서있는 자세부터가 다르다. 한마디로 위풍당당하다. 상체는 바로 서 있고, 어깨와 가슴은 활짝 펴져 있다. 걸을 때와 달릴 때도 마찬가지다. 상체가 웅크려 들거나 머리가 1미터 앞의 땅을 보지 않는다. 시선은 자연스레

10m 정도 앞을 향한다. 코어근육이 단단히 받쳐주기 때문이다. 자세가 바로 서면 불균형한 자세에서 올 수 있는 다양한 질환들도 예방할 수 있다.

둘째, 운동효과가 증가한다.

달리기, 수영, 웨이트 트레이닝 등 운동을 할 때 코어근육이 강하면 폭발적인 힘을 낼 수 있다. 그 결과 운동효과가 급격히 증가한다. 그만큼 코어근육과 운동효과는 밀접한 관계를 갖고 있다.

이외에도 일상생활에서 올 수 있는 각종 안전질환 예방, 요통 및 요실금 예방, 생활의 피로도가 낮아지는 효과도 있다.

코어근육 단련시 얻을 수 있는 다양한 효과들을 고려했을 때, 우리는 코어근육에 집중하고 코어근육을 키울 수 있는 운동을 해야 한다. 우리 몸에서 기본이 되는 근육이자 가장 중요한 코어근육을 강하게 만들자!

코어운동의 4가지 구성요소

필자가 개발한 코어운동은 4가지 구성요소로 이루어져 있다.

첫째, 양손 뒤로 돌려서 위로 올리기 – 어깨와 목스트레칭 효과

양발을 어깨 넓이로 편하게 벌린 상태에서 어깨를 중심축으로 양손을 뒤로 돌려 위로 올리는 동작이다. 단순한 동작이지만 어깨 주변 근육들의 참여도가 높은 운동이다.

　양손을 뒤로 돌려 위로 올려줌에 따라 어깨 주변 근육들이 자동적으로 스트레칭이 된다. 어깨 관절 주변 근육들이 많이 사용됨에 따라 오십견 예방에도 큰 효과가 있다. 오십견은 어깨 관절의 윤활 주머니가 퇴행성 변화를 일으키면서 염증을 유발하는 질병을 말한다. 주로 50대의 나이에 많이 발생하여 이렇게 불리게 되었다.

　국민건강보험공단 통계에 따르면, 오십견은 50대 이상 환자가 전체 진료인원의 80%를 차지한다. 하지만 20대, 30대라고 해서 안 걸리는 질병은 아니다. 최근 들어 젊은 층 사이에서도 오십견 발병 사례가 빈번하게 나타나고 있기 때문이다. 잘못된 자세나 동작으로 오랫동안 일이나 공부를 하다보면 일찌감치 오십견을 경험하게 된다.

　나의 회사 동료 류모 대리도 오십견이다. 나이는 이제 갓 30을 넘었는데 말이다. 어느 회의 시간에 신기하게(?) 생긴 마우스를 사용하길래 물어봤다. 자기는 오십견으로 일반 마우스를 사용하면 어깨가 아파서 사용이 힘들다고 말했다. 나중에 확인해보니 악수하듯이 잡는 마우스의 정식 명칭은 '버티컬 마우스'다. 버티컬 마우스는 손목터널 증후군의 통증 완화 목적으로 많이 사용되고 있었다. 그런데 오십견이 손가락과 손목 사용까지 영향을 미친다고 생각하니 다시금 어깨의 중요성을 실감했다.

　오십견을 예방하려면 바른 자세, 적절한 휴식과 주기적인 어깨 스트레칭이 필요하다. 어깨 스트레칭은 코어운동의 첫 동작인 양손을 뒤로 돌려 위로 올리기만 해도 큰 효과를 볼 수 있다. 어깨 주변 근육의 참여도가 높기 때문이다.

양손이 머리 위로 올라감에 따라 시선도 양손 끝을 향한다. 자연스레 머리가 뒤로 젖혀지게 된다. 이때 경추가 바로 서게 되어 움츠린 자세, 불균형한 자세로 생활하는 데서 기인할 수 있는 각종 만성질환에 효과를 볼 수 있다.

직장인들의 일상생활은 경추가 앞으로 숙여지는 일이 대부분이다. 컴퓨터 화면 볼 때, 타이핑 할 때, 서류 검토할 때, 프린트 할 때, 정수기 사용할 때, 스마트폰 볼 때 등을 쉽게 예로 들 수 있다. 이러한 생활들이 반복되고, 코어근육도 약해지면 시간이 지날수록 목뼈는 점점 앞으로 나올 수밖에 없다. 상태가 심해지면 일자목이 되거나 거북목이 된다.

그래서 주기적으로 머리를 위로 젖혀주는 스트레칭을 하는 게 좋다. 그러면 앞으로 굽어진 경추가 바로 서게 되고 C자 커브 유지에도 도움을 주기 때문이다.

고개가 앞으로 빠질 때마다 목뼈에는 하중이 더 실리게 된다. 거북목이 있는 사람은 최고 15kg까지 하중이 올 수 있다고 한다. 몸무게 75kg의 성인을 예로 들면, 본인 체중의 20%나 되는 무게를 목뼈가 부담하게 되는 것이다. 이러한 상황이면 목과 어깨가 온전할 수 없다. 뒷목과 어깨의 주변 근육들이 자주 뭉치게 되고 뻐근하게 된다. 통증도 함께 찾아온다. 상태가 심해지면 두통도 생길 수 있다. 머리뼈와 목뼈 사이에 있는 신경이 짓눌러지기 때문이다. 이러한 증상들은 수면을 방해해서 일상생활에 지장을 주게 된다.

거북목을 예방하는 방법은 일상생활에서 바른 자세를 습관화하는 것이 무엇보다 중요하다. 그리고 주기적으로 목을 뒤로 젖혀주는 스트레칭과 코어근육을 강화하면 많은 도움이 된다. 코어운동을 하면 이 두가지 효과를 동시에 얻을 수 있다.

둘째, 앉았다가 일어나기 – 하체 근육 키우기

양손을 위로 올린 상태에서 엉덩이를 뒤로 빼면서 앉을 경우와 일어나는 동작으로 나누어져 있다. 이 두 동작을 합하면 앉았다가 일어나기, 일명 '스쿼트(Spuat)'가 된다. 스쿼트는 웨이트 트레이닝의 가장 대표적인 운동이자 최고의 하체 운동이다. 한마디로 하체 운동의 끝판왕이다.

우리 몸에서 하체 근육이 차지하는 비율은 무려 70%나 된다. 하체 근육의 대부분은 엉덩이 근육과 허벅지 근육이다. 그래서 웨이트 트레이닝에서도 스쿼트를 많이 강조하고, 또 효율적인 운동으로써 적극 추천하고 있다.

무릎이 완전히 접힌 상태에서 일어나는 것을 풀스쿼트라 한다. 일명 쪼그려 앉기로 생각하면 이해가 쉽다. 코어운동은 무릎이 90도 정도 펴져 있는 상태이기 때문에 풀스쿼트에 비해 상대적으로 부담이 적다. 코어운동의 앉았다가 일어나기는 풀스쿼트에 비해 강도는 낮지만 무릎관절에 걸리는 부담이 적고 생존체력이 필요한 직장인들에게는 안성맞춤이다.

앉았다가 일어나기만을 보면 고강도 운동에 속한다. 고강도 운동이기 때문에 쉬지 않고 계속할 수는 없다. 근육이 계속 긴장되기 때문에 1분 하기도 힘든 게 사실이다. 그래서 코어운동은 앉았다가 일어나기를 전반과 후반으로 나누었다. 전반에는 앉고 후반에는 일어선다. 그리고 전반과 후반 사이에는 쉬는 시간이 있다. 하체가 쉬는 동안에 상체는 부지런히 운동을 한다. 양손으로 지면을 짚고 팔굽혀 펴기를 하고 다시 양손을 밀어 상체를 세우는 것이다. 이렇게 전반과 후반 사이에 하체가 쉴 수 있기 때문에 고강도 운동인 스쿼트를 15분 동안 큰 무리 없이 지속적으로 할 수 있는 것이다.

40대가 넘어섬에 따라 무릎 통증을 호소하는 직장인들이 많다. 앉았다가 일어나기 운동은 무릎주변 근육을 보강하는 데에도 딱이다.

셋째, 팔굽혀 펴기 – 상체 근육 키우기

양손바닥이 지면을 짚고, 양무릎도 지면에 닿은 상태에서 팔굽혀 펴기를 한다. 팔굽혀 펴기도 고강도 운동이다. 무릎이 지면에 닿지 않은 상태로 팔굽혀 펴기를 한다면 양팔 근육과 가슴 근육에 큰 부하가 걸려

1분 하기도 힘들 것이다. 하지만 코어운동의 팔굽혀 펴기는 무릎이 지면에 닿아 있는 상태이기 때문에 부하는 절반 이하로 크게 줄게 된다. 또 하체운동을 할 때는 상체는 쉬는 시간이기 때문에 큰 부담없이 지속적으로 할 수 있는 것이다.

코어운동의 팔굽혀 펴기는 본인의 상체근육 발달 정도에 따라 쉽게 강도를 조절할 수 있다. 상체 근육이 잘 발달되어 있다면 양손 간격을 어깨넓이보다 넓게 또는 좁게 하여 상체를 지면에 닿을 때까지 내림으로써 부하를 강하게 줄 수 있다. 반면 상체근육이 부실하다면 양손 간격을 어깨넓이로 벌린 상태에서 상체와 지면까지 높이의 절반 또는 그 보다 적게 내림으로써 부하를 약하게 줄 수 있다. 따라서 본인의 체력 상황에 맞게 팔굽혀 펴기 강도를 적절히 조절할 수 있다.

본인의 현재 체력 상황에 맞는 팔굽혀 펴기 강도를 찾아서 코어운동을 해 보자. 팔굽혀 펴기를 함으로써 손목, 팔꿈치, 어깨, 가슴, 등, 복부까지 단련할 수 있다. 따라서 상체 근육은 팔굽혀 펴기 하나만으로도 충분하다.

넷째, 양손 밀기 – 상체 근육 키우기

팔굽혀 펴기를 한 후, 상체를 세우기 위해서 양손으로 지면을 힘껏 민다. 상체는 바닥과 수평으로 있다가 그 반작용으로 수직으로 세워지게 된다. 양손을 밀때 사용되는 근육들도 상체의 전반적인 근육들이 사용된다.

코어운동의 기본원리

몸의 감내할 수 있는 동작의 크기와 속도로

 코어운동의 기본 원리는 몸이 말하는 소리에 맞춰 동작의 크기와 속도로 하는 것이다. 내 몸이 감내할 수 있는 동작의 크기와 속도로 코어운동을 해야 한다. 각자의 몸 상태가 모두 다르기 때문에 내 몸이 말하는 소리에 귀를 기울여 판단하고 그에 맞게 해야 한다.

 처음 몇 분간은 몸이 덜 풀려서 동작이 작고 속도도 느릴 것이다. 하지만 시간이 지나고 몸이 점차 유연해진다. 그러면 몸은 그에 맞추어 동작은 조금 더 크고, 속도도 조금 더 빠르게 하면 된다.

시간도 15분으로 한정짓지 말자. 자기가 직접 해보고, 자기가 할 수 있는 시간을 정해 보자. 처음할 때는 3분만 해도 이마에 땀이 나고, 숨이 가빠지고, 허벅지가 땡겨 올 것이다. 그러면 3분이 내 몸에 익숙해질 때까지 며칠을 한다. 보통 2주 정도면 적응이 될 것이다. 그리고 그 후에 시간을 조금씩 늘리면 된다. 몇분 정도 늘리면 되는가?

그건 바로 자기 몸이 감내할 수 있는 정도까지. 절대 무리하지 말자. 항상 명심해야 할 것은 과유불급이다. 차라리 모자라는 게 낫다. 조금 모자르게 하자. 오늘이 끝이 아니다. 앞으로도 시간은 많다. 운동은 시간을 길게 보고 몸을 천천히 적응해 나가도록 하는게 백번 낫다. 이런 방법이 지금은 매우 더디게 가는 것 같아 보이지만, 나중엔 이것이 지름길이란걸 깨닫게 될 것이다.

동작이 익숙해질 때까지는 눈은 가볍게 뜬 상태로 한다. 동작이 어느 정도 익숙해지면 실눈을 뜨고 한다. 시간이 지나 눈을 감고 할 수 있는 정도가 되면 눈을 살포시 감은 상태로 한다. 보이는 것조차 차단하고 오로지 정신을 내면에 집중한다. 그러면 마음이 하는 소리에 조금 더 귀를 기울일 수 있게 된다. 눈을 감으면 명상의 효과와 생각의 활성화가 극대화된다.

운동의 효과를 더 높이고 싶다면 동작을 더 크게, 속도를 더 빠르게 하면 된다. 하지만, 얻는 게 있으면 잃는 게 있다. 운동효과에 집중해 크고, 빠르게 하다보면 마음의 안정과 생각에 대한 몰입도는 떨어진다. 우리에게는 중용의 지혜가 필요하다. 코어운동의 목적은 강인한 체력이 아니라 일상생활에서 필요한 생존체력이다. 따라서 체력과 마음 그리고 생각이 서로 균형을 이루어야 한다. 체력, 마음, 생각이 어느 쪽에도 치우치지 않은 삼자정립이 되도록 나에게 맞는 코어운동의 동작의 크기와 속도를 찾아서 해보자.

코어운동의 호흡 – 복식호흡

코어운동의 호흡은 복식호흡이다. 복식호흡은 무의식적으로 이뤄지는 흉식호흡보다 확실히 집중력을 키워준다. 다량의 산소를 들이 마실 수 있어서 뇌에 산소 공급을 원활하게 해준다. 몸의 신진대사가 원활해지고, 자율신경계가 균형을 이루게 된다. 또한, 평소 호흡할 때 쓰지 않는 내장 주변 근육까지 단련하는 효과도 있다.

복식호흡의 기준은 배다. 가슴이 아니다. 호흡하면서 가슴이 오르락 내리락 하는 게 아니라 '배가 부풀었다가 홀쭉해졌다' 해야 한다. 나의 배가 풍선처럼 크게 부풀어 오를 때까지 코로 깊이 들어 마시고, 배면이 등에 붙을 정도로 홀쭉 해질 때까지 입으로 깊이 내쉰다.

양발을 어깨 넓이 정도로 편하게 벌린다. 양손이 뒤로 움직일 때부터 숨을 코로 천천히 깊게 들이마신다. 양손이 바닥을 짚으면서부터 처음

준비자세로 돌아 올 때까지는 숨을 입으로 천천히 깊게 내쉰다. 들숨은 코로 해야 뇌가 활성화되고, 날숨은 입으로 해야 몸이 보다 편하게 코어운동을 할 수 있게 된다.

호흡에 있어서는 날숨이 들숨보다 더 중요하다. 그 이유는 날숨만 잘 하면 들숨은 자동적으로 되기 때문이다. 숨을 깊게 내쉬면 자동적으로 깊게 들이 마실 수 있게 된다.

수영할 때 호흡을 생각해보면 쉽게 이해가 된다. 물속에서 숨을 내쉬고 고개를 돌려 수면 위로 낸 상태에서도 또 숨을 '파!'하고 내쉰다. 몸 속에 일부 남아 있는 숨까지 완전히 배출하는 것이다. 그러면 들숨은 의식하지 않아도 자동적으로 된다. 하지만 반대는 잘 되지 않는다. 숨을 깊게 들이마셨다고 해서 자동적으로 깊게 내쉴 수 있는 것은 아니기 때문이다. 따라서 내쉬는 숨에 더 집중해 보자.

코로 내쉬는 것과 입으로 내쉬는 것, 둘 중에서 어느 쪽이 더 많은 공기를 배출할 수 있을까? 단연 입이다. 배출량과 속도에 있어서 코는 입을 따라 오지 못한다. 구멍의 크기부터 크게 차이가 나고, 호흡의 거리도 코가 더 멀기 때문이다.

운동에 필요한 산소를 보다 원활히 공급하기 위해서 날숨은 입으로 해야 한다. 몸속에 있는 숨을 입으로 최대한 많이 배출해야 더 많은 산소가 몸속으로 들어오기 때문이다. 그 결과, 내 몸은 보다 편하게 코어운동을 할 수 있게 되는 것이다.

4
코어운동의 레벨

코어운동의 레벨 – 초급, 중급, 상급

초급은 각 동작을 체화한다.

초급은 의식하지 않아도 몸이 자연스레 코어운동을 한다. 바로 물 흐르듯이 말이다. 이렇게 되려면 코어운동의 동작들이 몸에 각인이 되어야 한다. 몸에 각인이 되면 여기서는 이렇게 하고, 다음 동작은 무엇이고… 등 생각할 필요가 없다. 몸이 절로 리드미컬하게 움직이기 때문이다.

중급은 눈을 감는다.

중급은 앞을 보지않고 코어운동을 한다. 코어운동의 동작들을 체화되고 눈을 뜨고 하기에는 괜찮으나 눈을 감는 순간 갑자기 불안해진다. 앞이 보이지 않기 때문이다. 걱정부터 앞선다. 어디까지 앉아야 하며 또 언제 양손을 바닥에 짚을지 난감해진다.

하지만 걱정 안 해도 된다. 이미 동작들이 체화되었기 때문에 그냥 자신을 믿고 몇 번만 눈감고 해보면 된다. 그러면 '에이 눈 감고 하는 것도 별거 아니네'라고 말하게 될 것이다. 각 동작들이 체화된 상태에서는 앞이 안 보여도 정확하게 할 수 있다.

골프도 마찬가지다. 스윙궤도가 체화되어 있다면 눈을 감고 볼을 쳐 보자. '정말 클럽페이스에 볼이 맞을까?' 하고 의심은 들겠지만 믿져야 본전 아닌가. 일단 한 번 해 보자. 해보면 볼은 클럽페이스에 정확히 맞아서 날아간다. 이런 내 모습을 보니깐 신기하고, 감탄하고, 왠지 서커스 단원이 된 느낌마져 들 것이다.

여기서 더 나아가 이번에는 비비탄으로 해 보자. '뭐? 비비탄?' 이라고 기겁할 수도 있겠지만 비비탄도 충분히 가능하다. 몸이 모든 걸 기억하고 있기 때문이다.

스윙궤도가 몸에 각인이 되어 있다면 클럽헤드가 지면에 떨어지는 위치에 비비탄을 놓고 눈을 감고 스윙해보자. 비비탄도 어김없이 클럽페이스에 맞아서 날아간다. 비비탄의 크기는 6mm로 골프공의 크기 42.67mm에 비하면 체적은 무려 360배나 작다. 이렇게 작은 공도 몸이 기억하면 안 보고도 칠 수 있는 것이다.

눈감고 스윙해서 클럽페이스에 비비탄을 맞히는 것과 눈감고 코어운동하는 것을 비교했을 때 어느 것이 더 쉬울까? 당연히 눈감고 코어운동하는 게 백번 더 쉽다. 골프의 스윙궤도가 체화되기 위해서는 수만 번의 스윙연습이 필요하다. 하지만, 코어운동은 수백 번의 연습만으로도 충분하기 때문이다.

상급은 복식호흡이다.

마지막 상급은 호흡에 신경쓰지 않아도 자연스레 배가 앞으로 나왔다가 뒤로 들어 갔다가 한다. 복식호흡이다. 상급은 생각보다 시간이 많이 걸릴 수도 있으니 여유를 갖고 하는 것이 좋다.

복식호흡이 잘 안된다면 아래 사항들을 점검해 보자.

호흡할 때, 가슴이 위로 올라가고 내려왔는가?

가슴이 위로 올라가고 밑으로 내려왔다면 배가 아닌 가슴으로 호흡한 것이다. 배가 풍선이라 생각하고 부풀어 오르는 이미지와 쪼그라드는 이미지를 상상하면서 호흡해 보자.

속도가 빠르지 않은가?

내 몸이 감당할 수 있는 속도보다 빠르면 호흡은 거칠어진다. 코어운동 1회 하는 데 들숨과 날숨을 각각 한 번씩 한다. 그런데 숨이 가빠서 두 번씩 호흡한다면 속도가 빠르다는 뜻이다. 내 몸이 지금 속도를 감당하기에는 버겁다는 말이다. 속도를 늦춰야 한다. 코어운동 1회 하는 데 들숨과 날숨이 한 번씩 할 수 있을 정도까지 늦춰야 한다.

날숨을 입으로 깊게 내쉬고 있는가?

들숨보다 날숨이 더 중요하다. 날숨만 잘해도 들숨은 자동적으로 되기 때문이다. 날숨의 키포인트는 배가 홀쭉해질 정도로 깊게 내쉬는 것이다. 깊게 내쉬어야만 깊게 들이 마실 수 있다. 먼저 깨끗이 비워야 가득 채울 수 있는 것이다. 숨을 깊게 내쉬기 위해서 양손이 바닥을 짚으면서부터 입으로 내쉬기를 시작한다. 처음 준비자세로 돌아올 때까지 숨을 멈추지 말고 길게, 지속적으로 내쉬자.

첫술에 배부를 수 없다. 한 번에 모두 신경써서 하려면 머리가 복잡해진다. 머리가 혼란스러우니 몸이 말을 잘 안 듣는다. 초급부터 상급까지 몸이 완전히 적응할 때까지 천천히 마음의 여유를 갖고 코어운동을 해보자. 코어운동의 동작들이 단순하고 쉬워서 초급 단계까지는 몇 십번, 중급과 상급 단계까지는 몇 백번 반복하다보면 이내 숙달이 될 것이다.

끝으로, 상급 단계에 이르는 것보다 더 중요한 것은 코어운동을 규칙적으로 꾸준히 하는 것이다. 각자의 상황이 모두 다르기 때문에 초급 단계로만 해도 무방하다.

본인이 눈 뜨고 하는 것이 안정적이라면 그렇게 하면 된다. 호흡도 마찬가지다. 복식호흡이 잘 안 돼도 괜찮다. 호흡횟수도 들숨, 날숨 한 번씩 하는 것보다 1.5배 내지는 2배씩 하는 게 편하다면 그렇게 하면 된다. 일단 규칙적으로 하는 것이 무엇보다 중요하기 때문이다.

중급 단계, 상급 단계를 몇 번 시도는 해보돼 본인에게 맞지 않으면 안 해도 된다. '나는 왜 잘 안되지?' 하며 스트레스 받지 말자. 각자의 신체구조와 운동능력, 기타 다른 상황으로 잘 안 될 수도 있다.

결론은 초급 단계라도 코어운동을 규칙적으로 꾸준히 하는 것이다.

5
코어운동은 절운동과 다르다

코어운동 = 절운동 ???

자, 독자들은 이렇게도 생각할 수 있을 것이다.

"그럼, 코어운동과 절운동은 똑같은 거 아니야?"

전반적인 행동에서 본다면 유사하다고 말할 수 있으나, 정확하게 말하면 다르다. 다른 이유는 아래와 같다.

첫째, 목적이 다르다.

코어운동은 절운동의 합장, 엎드린 상태에서 손바닥을 드는 동작 등의 종교적인 의식이 없다. 그리고 코어운동의 목적은 건강이다. 반면, 절운동은 종교적으로 자기 내면의 수양과 깨달음을 목적으로 한다.

둘째, 1회 하는 소요시간이 다르다.

코어운동 1회 하는데 대략 6초, 절운동은 대략 11초가 소요된다. 왜 절운동이 코어운동보다 시간이 많이 걸릴까? 답은 동작에서 찾을 수 있다.

절운동에는 합장이 있고, 발 뒷꿈치를 펴고 접는 동작, 상체를 엎드린 상태에서 양손을 드는 동작이 있다. 반면, 코어운동은 앞에서 열거한 동작들이 없고, 동작 자체가 쉽고, 간결해서 상대적으로 시간이 적게 걸린다.

셋째, 지면에 먼저 닿는 부분이 다르다.

코어운동은 양손바닥이 지면에 먼저 닿는다. 그러나 절운동은 양무릎이 지면에 먼저 닿는다. 양손은 합장 되어 있기 때문에 지면을 양손으로 먼저 짚을 수가 없다. 지면에 무릎이 먼저 닿음으로써 받게 되는 충격은 생각보다 크다. 방석을 깔고, 무릎을 살포시 지면에 내려 놓는다고 하더라도 지속적으로 충격이 전해지면 무릎에 통증이 생길 수도 있다.

코어운동은 양손바닥이 먼저 지면에 닿음으로써 이후에 닿는 무릎의 충격을 최소화해 준다.

넷째, 일어서는 동작이 다르다.

코어운동은 양손으로 지면을 밀어 상체를 세우기 때문에 무릎 관절이 일정부분 펴져 있는 상태이다. 이 상태에서 엉덩이와 허벅지의 힘으로 일어나기 때문에 상대적으로 무릎 관절에 걸리는 부하가 적다. 반면 절운동은 무릎이 완전히 접혀져 있는 상태에서 다시 펴야 하기 때문에 무릎 관절에 걸리는 부하가 크다. 그래서 무릎 관절이 안 좋은 사람이 절운동을 했을 경우, 더 안 좋아 지거나 부상으로 이어질 가능성이 높은 것이다.

다섯째, 코어운동에는 어깨와 목 스트레칭, 팔굽혀 펴기, 양손 밀기가 있다.

코어운동에는 절운동에 없는 어깨와 목 스트레칭, 팔굽혀 펴기, 양손 밀기가 있다. 어깨를 중심으로 양손을 뒤로 하여 위로 올리고, 시선은 손끝을 향함에 따라 어깨와 목 주변 근육들이 스트레칭 되는 효과가 있다. 이에따라 목 결림, 어깨 결림, 오십견을 예방할 수 있다.

팔굽혀 펴기는 상체 근육을 전반적으로 고루 발달시켜 준다. 일반적으로 하는 팔굽혀 펴기는 고강도 운동이기 때문에 15분 동안 지속적으로 할 수 없다. 하지만 코어운동의 팔굽혀 펴기는 무릎을 지면에 닿은 상태에서 하기 때문에 15분 동안 무리 없이 할 수 있는 것이다.

양손 밀기는 팔굽혀 펴기를 한 후 상체를 세우고, 무릎 관절을 일정부분 펴주기 위해서 하는 동작이다. 양손으로 지면을 힘차게 밀 때 팔근육과 어깨주변 근육 그리고 복근이 긴장된다.

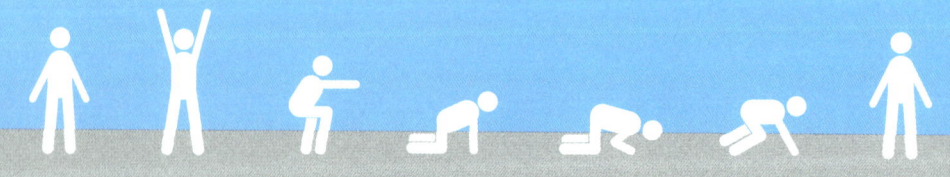

제5장

누구나
쉽게 따라하는
코어운동의
5단계

15분
기적의 쪼여운동

우리가 반복하는 행동이 곧 우리다.
'뛰어남'이란 하나의 '습관'이다.
- 아리스토텔레스

0
준비는 이렇게

작은 노트와 필기구를 준비한다.

노트 사이즈는 B6 사이즈가 좋다. 남자 손바닥만 해서 휴대하기 좋고, 메모하기도 적당하다. 노트 종류는 쉽게 넘길 수 있고 쓰기에도 편리한 스프링 노트가 좋다.

필기구는 어떤 것을 써도 무방하나 필자는 연필을 추천한다. 쓱삭, 쓱삭 종이에서 나는 소리, 약간 거친 듯한 느낌이지만 의외로 빠른 필기감! 연필을 쓰면 묘한 아날로그적 느낌과 함께 스피디함을 동시에 느낄 수 있다. 번득이는 생각들을 좋은 느낌과 함께 속히 적기에는 연필만한 게 없다.

둘째, 요가매트 또는 방석을 준비한다.

양손은 양무릎이 지면에 닿을 때 충격을 최소화 하도록 도와준다. 그러나 작은 충격이라도 쌓이고 쌓이다 보면 통증을 유발할 수도 있기 때문에 요가매트 위에서 하거나 무릎이 닿는 부분에 방석을 놓는 게 좋다. 유아가 있는 집이라면 놀이방 매트도 괜찮다. 나는 처음에는 요가매트 위에서 하다가 놀이방 매트가 더 충격을 흡수하고 쿠션감도 좋고, 또한 코어운동을 할 때 마다 요가매트를 펼칠 필요가 없기 때문에 놀이방 매트 위에서 한다.

셋째, 창문을 열어 환기시킨다.

밤사이 호흡으로 인한 이산화탄소가 가득한 공기를 내보내고 산소가 가득한 공기를 집안으로 들인다. 신선한 아침 공기를 마시면 기분까지 상쾌해진다.

넷째, 각 관절을 부드럽게 돌려준다.

손목, 발목, 무릎, 허리, 어깨, 목을 천천히 돌려준다.

다섯째, 스마일, 입 꼬리를 올린다.

기쁘고 행복한 일이 있어서 웃는 게 아니라 웃기 때문에 기쁘고 행복해지는 것이다. 가볍게 웃으면서 입 꼬리를 올려보자. 그러면 기분이 좋아진다.

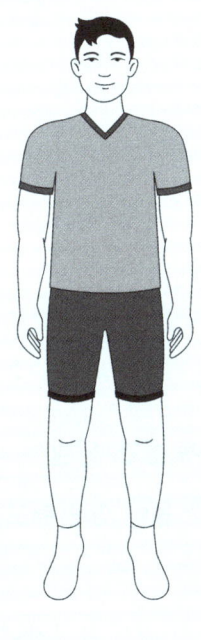
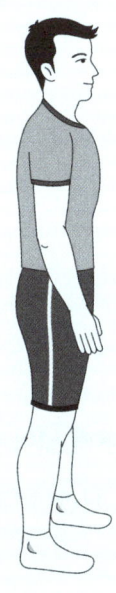

〈코어운동 준비자세 / 정면〉　〈코어운동 준비자세 / 측면〉

1단계
양손 뒤로 돌려서 위로 올리기

양발은 어깨 넓이 정도로 벌리고 편하게 선다. 양발은 적당히 벌려진 상태, 팔은 편안히 내려져 있는 상태다. 온 몸에 힘을 빼고, 시선은 앞을 바라본다.

양손을 뒤로 돌려서 위로 올린다. 양손이 위로 올라감에 따라 시선은 양손 끝을 바라본다. 자연스럽게 머리가 뒤로 젖혀진 상태가 된다.

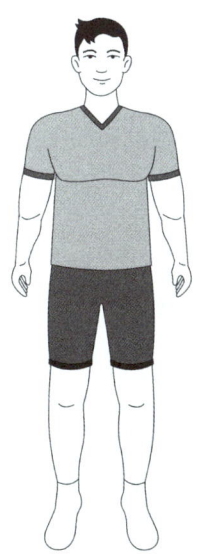

〈1단계 - 양손 뒤로 돌려서 위로 올리기 1 of 2 / 정면〉

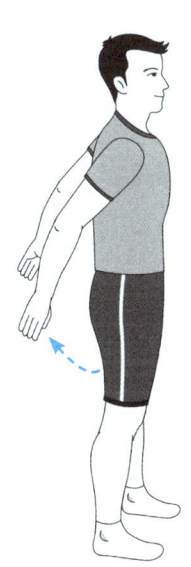

〈1단계 - 양손 뒤로 돌려서 위로 올리기 1 of 2 / 측면〉

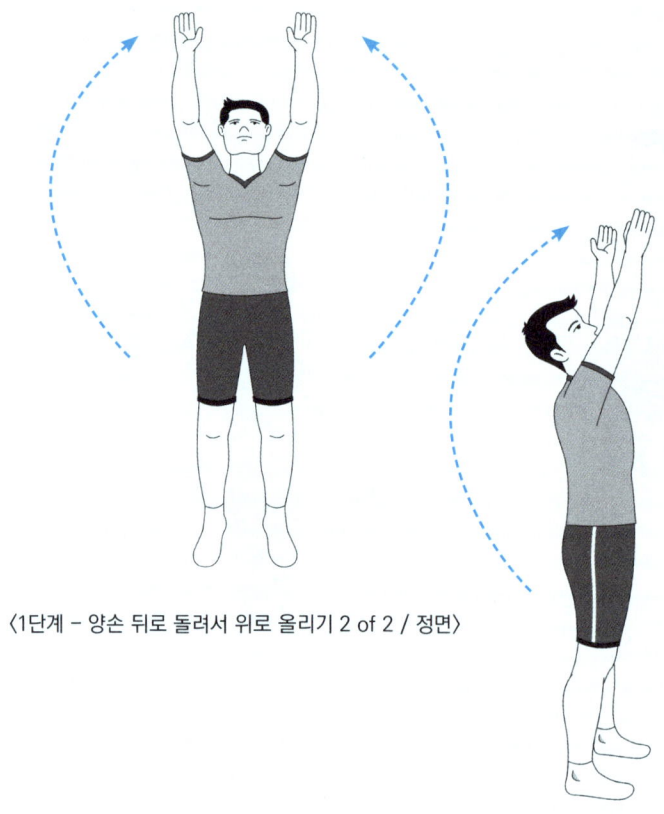

〈1단계 – 양손 뒤로 돌려서 위로 올리기 2 of 2 / 정면〉

〈1단계 – 양손 뒤로 돌려서 위로 올리기 2 of 2 / 측면〉

2단계
엉덩이 뒤로 쭉 빼면서 앉기

 돌 전후의 아이가 앉는 모습을 본 적이 있는가? 누가 알려주지 않았는데도 몸이 어떻게 하면 충격을 최소화해서 앉을 수 있을지 본능적으로 안다. 나의 둘째 아들이 쇼파를 손으로 짚고 옆으로 걷다가 바닥에 앉는 모습을 보고 감탄했다. 스쿼트의 내려앉기 자세와 완벽히 일치했기 때문이다. 천천히 엉덩이를 뒤로 최대한 빼면서 자세를 낮춘다. 지면하고 엉덩이가 가까워졌을 때 털푸덕하고 앉는다.

 코어운동의 2단계는 엉덩이를 최대한 뒤로 쭉 빼면서 앉는다. 엉덩이를 바로 뒤로 쭉 빼면 고관절이 많이 접히게 된다. 고관절은 골반뼈와 허벅지뼈가 만나는 부분을 말한다. 하체의 모든 움직임에 관여하는 관절이다. 뼈 자체도 크고, 강하고, 주변을 둘러싼 인대와 근육도 강해서 우리 몸에서 안정성이 가장 높은 관절이다. 한마디로 튼튼한 관절이다.

고관절이 많이 접혀있다는 뜻은 고관절에 하중이 집중된다는 뜻이다. 고관절을 둘러싼 엉덩이 근육과 허벅지 근육에 강한 자극이 간다. 내려앉은 하중의 대부분을 지탱해야 하기 때문이다.

하지만 엉덩이를 뒤로 빼지 않고, 무릎을 앞으로 굽혀서 앉는다면 하중은 무릎관절에 집중된다. 이때 무릎의 위치는 엄지발가락보다 더 앞쪽으로 나와 있게 된다. 강한 하중이 무릎관절로 전달이 되면 무릎관절은 온전할 수가 없다.

장수시대에 건강한 무릎관절을 유지할려면 무릎관절로 전달되는 하중을 최대한 줄이는 것이 좋다. 그래서 무릎관절을 아끼고 아껴야 한다. 그러기위해서는 대부분의 하중을 고관절이 부담하도록 하면 된다. 왜? 고관절은 튼튼한 관절이니깐!

이러한 원리 때문에 스쿼트의 핵심은 엉덩이를 뒤로 빼면서 앉는 것이다. 엉덩이를 뒤로 쭉 빼면서 앉기 때문에 고관절이 먼저 움직이고, 많이 접힌다. 대부분의 하중은 고관절에 집중이 되고 무릎관절의 부담은 최소화된다.

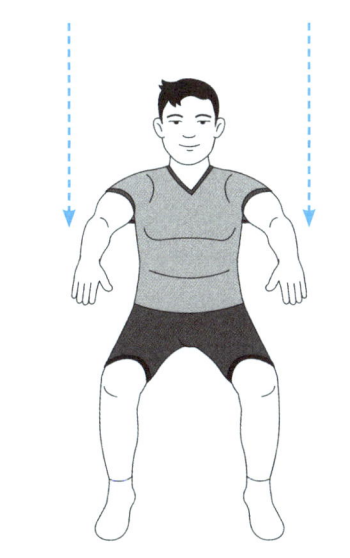

〈2단계 - 엉덩이 뒤로 쭉 빼면서 앉기 / 정면〉

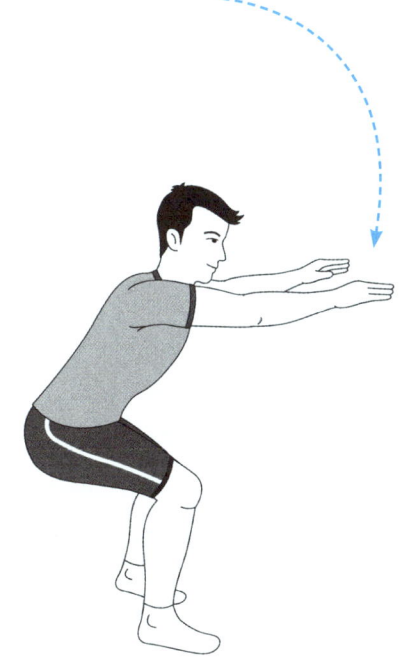

〈2단계 - 엉덩이 뒤로 쭉 빼면서 앉기 / 측면〉

코어운동의 2단계는 스쿼트의 내려앉기 자세와 동일하다. 엉덩이를 뒤로 쭉 빼면서 앉았기 때문에 허리는 역도 선수처럼 꼿꼿이 펴져 있다. 무릎은 적당히 굽혀져 있다. 뒤로 빠진 엉덩이와 균형을 이루기 위해 양손은 앞으로 나란히 뻗어져 있고, 상체도 앞으로 기울어져 있다. 시선은 양손 끝을 바라본다. 엉덩이, 허벅지, 복부, 등, 어깨, 팔, 종아리, 발목, 발가락까지 모두 긴장이 된다.

3단계
양손 바닥 짚고 무릎 지면에 닿기

　시선을 발 한 걸음 정도 앞을 내려다본다. 2단계 자세에서 양손을 발 한 걸음 정도 앞 위치로 내려 바닥을 짚는다. 양손의 간격은 어깨 넓이 정도이다. 양손을 지지대로 양무릎을 천천히 내려 바닥에 닿게 한다. 양 무릎이 바닥에 닿을 때는 살포시 닿게 해야 무릎에 전해지는 충격을 최소화할 수 있다. 양발은 발가락만 접혀서 지면에 닿아 있는 상태이고 발뒷꿈치와 발바닥은 지면과 수직을 이루게 된다. 시선은 바닥을 바라본다.

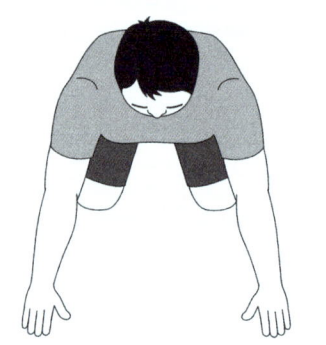

〈3단계 - 양손 바닥 짚고 무릎 지면에 닿기 / 정면〉

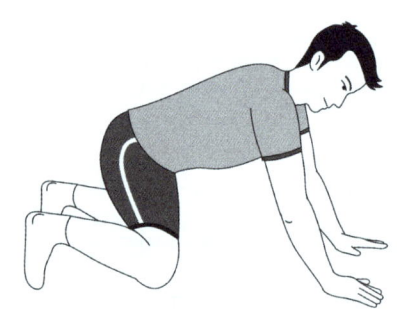

〈3단계 - 양손 바닥 짚고 무릎 지면에 닿기 / 측면〉

4단계
팔굽혀 펴기

　팔굽혀 펴기를 실시한다. 양무릎은 지면에 닿아 있는 상태이기 때문에 팔굽혀 펴기가 크게 부담이 안된다. 그래도 팔굽혀 펴기가 본인에게 부담이 된다면 상체를 바닥에 내리는 정도를 작게 하면 된다. 그러면 하중의 부담은 더욱 줄어들게 된다.

　팔꿈치는 뒤로 45도 정도로 굽혀 주면서 상체는 수직으로 내려갔다가 다시 수직으로 올라온다.

　보통 팔굽혀 펴기하면 팔과 가슴의 근육을 키우는 운동으로 알고 있다. 하지만 팔굽혀 펴기는 온몸의 근육을 동시에 사용하는 운동으로써 가장 기본적이고 실전적인 운동이다. 상체 운동은 팔굽혀 펴기 하나만 제대로 해도 충분하다.

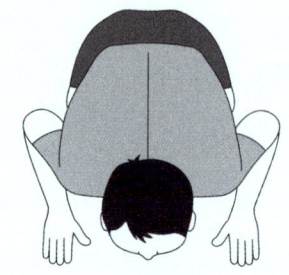
〈4단계 - 팔굽혀 펴기 1 of 2 / 정면〉

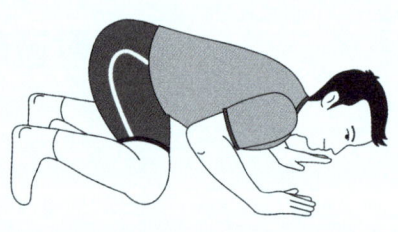
〈4단계 - 팔굽혀 펴기 1 of 2 / 측면〉

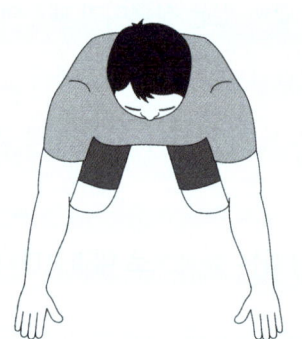
〈4단계 - 팔굽혀 펴기 2 of 2 / 정면〉

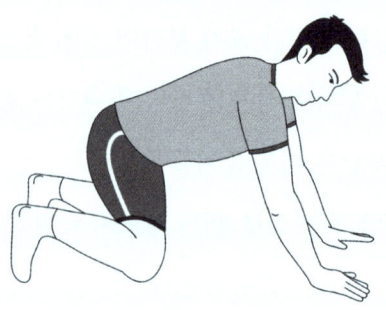
〈4단계 - 팔굽혀 펴기 2 of 2 / 측면〉

5단계
무릎 지면에서 떼고 양손 밀어서 일어나기

    양손을 바닥에 지탱하면서 먼저 양무릎을 지면에서 뗀다. 다음으로 양손 바닥으로 지면을 강하게 밀어 상체를 바로 일으켜 세운다. 상체가 서서히 세워짐에 따라 몸의 하중은 서서히 양발 뒷꿈치 쪽으로 집중이 된다. 끝으로 양발 뒷꿈치로 바닥을 강하게 밀면서 일어난다. 마치 로켓이 발사되는 것처럼 힘차게 일어난다. 그러면 처음 준비자세로 돌아오게 된다. 그리고 다시 1단계부터 5단계까지 반복하면 된다.

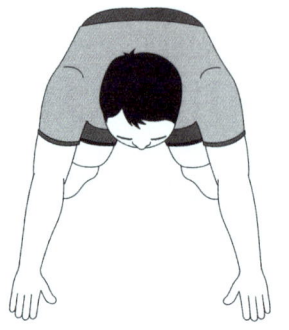

〈5단계 – 무릎 지면에서 떼고 양손 밀어서 일어나기
1 of 3 / 정면〉

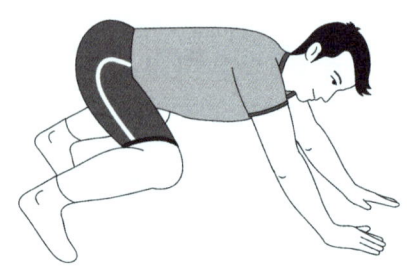

〈5단계 – 무릎 지면에서 떼고 양손 밀어서 일어나기
1 of 3 / 측면〉

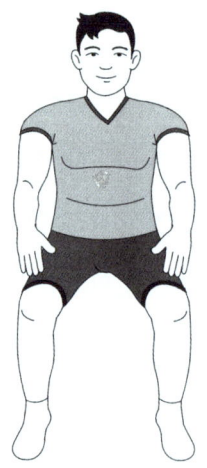

〈5단계 – 무릎 지면에서 떼고 양손 밀어서 일어나기
2 of 3 / 정면〉

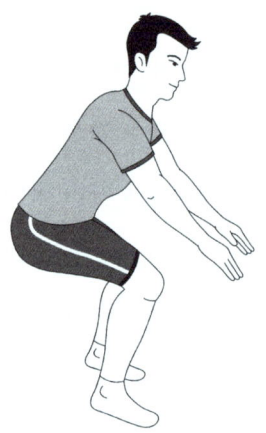

〈5단계 – 무릎 지면에서 떼고 양손 밀어서 일어나기
2 of 3 / 측면〉

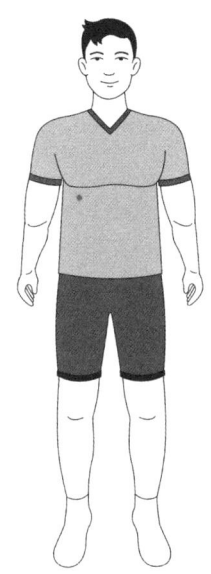

〈5단계 – 무릎 지면에서 떼고 양손 밀어서 일어나기
3 of 3 / 정면〉

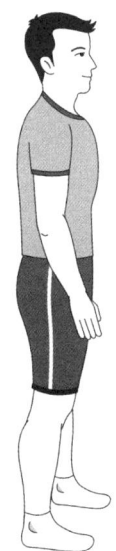

〈5단계 – 무릎 지면에서 떼고 양손 밀어서 일어나기
3 of 3 / 측면〉

6

마무리는 이렇게

 코어운동의 마무리는 거실 산책, 명상, 차 마시기, 스트레칭 중에서 본인이 하고 싶은 것을 하나 선택해서 해 보자. 그러면 조금 더 유익하고 행복한 시간을 선사해 줄 것이다. 하나를 정해서 꾸준히 해도 좋고 그날의 기분 따라 하고 싶은 것을 해도 좋다.

거실 산책

 코어운동을 하고 나면 몸에 땀이 흐르고, 온열이 느껴진다. 이 상태에서 바로 샤워하기 보다는 천천히 거실을 걸으면서 땀을 식히고, 달구어져 있는 몸을 서서히 식히는 것이 좋다.

운동 후, 바로 샤워하는 것은 몸에 이롭지 않을뿐더러 샤워하고 물기를 닦으면 이내 땀이 송골송골 맺힌다. 몸은 아직 식지 않았기 때문이다.

거실 산책은 필자가 애용하는 방법이다. 5분 정도 천천히 거실을 걸어 보자. 땀은 식고, 몸은 평온을 되찾는다. 작은 수첩과 연필을 들고 걸으면서 오늘의 계획을 세운다. 그리고 다른 생각할 것에 집중하거나 아무 생각 없이 그냥 천천히 걷다 보면 불현듯 좋은 아이디어가 떠오르기도 한다.

5분 남짓한 시간이지만 하루를 조금 더 알차게 보낼 수 있게 만들어 준다.

명상

가부좌를 트고 명상을 한다. 가부좌를 트는 것은 명상을 처음 접하는 사람들에게는 쉽지 않은 자세이다. 가부좌 자세에서 중요한 것은 허리를 곳곳이 펴서 척추를 바로 세우는 일이다. 가부좌 자세에서는 양발도 불편한데 여기서 허리까지 똑바로 세우기란 정말 어렵다. 이럴 땐 방석 또는 요가 매트를 접거나 돌돌 말아서 엉덩이 밑에 깔고 앉으면 한결 나아진다. 자세가 보다 안정되고 편안해진다.

천천히 복식호흡에 집중한다. 배는 풍선처럼 부풀렀다가 홀쭉해진다. 온몸 여기저기에서 흐르는 땀을 느껴보자.

차 마시기

따뜻한 차를 마시면서 여유시간을 갖는다. 차 맛을 음미해 보자. 어떤 향이 나는지, 어떤 맛이 나는지, 한 모금 한 모금. 따뜻한 차가 입을 통해 목으로 내려가는 것도 느껴보자. 온몸이 따스함으로 가득 채워진다. 마음은 편안해지고, 고요해진다. 입가에 옅은 미소가 생긴다. 단 몇 분의 여유가 행복감을 선사해줄 것이다.

스트레칭

스트레칭을 해 보자. 코어운동으로 몸에 열기가 올랐다. 몸 상태는 스트레칭하기에 최적이다. 스트레칭은 신체의 근육이나 인대를 일정시간 동안 신전시키는 것을 말한다. 스트레칭을 하면 관절의 가동 범위가 넓어지며 유연성이 높아진다. 그 결과, 몸의 움직임이 부드럽고 생기가 넘친다. 또한, 일상생활에서 올 수 있는 다양한 부상들을 예방할 수도 있다.

가장 보편적으로 사용되고 알려져 있는 스트레칭에는 동적 스트레칭과 정적 스트레칭이 있다. 동적은 움직이는 것, 정적은 움직이지 않은 것으로 이해하면 된다.

동적 스트레칭이란 몸의 관절을 중심으로 각 부위를 능동적으로 움직이는 동작이다. 손목 돌리기, 발목 돌리기, 무릎 돌리기, 허리 돌리기, 어깨 돌리기, 목 돌리기 등을 예로 들 수 있다.

신체의 관절을 중심으로 근육들을 풀어줌으로써 몸을 유연하게, 활성화해 쉽게 움직일 수 있도록 도움을 준다. 자신이 스트레칭 하고자 하는 부위의 관절을 5~10초 정도 움직인다.

정적 스트레칭이란 움직임이 없는 정지된 상태에서 신체의 각 부위를 신전시키는 동작이다. 깍지 끼고 머리위로 손 뻗어주기, 다리 뒤로 당기기, 팔꿈치 잡고 옆으로 당겨주기, 허리 구부르기, 종아리 늘리기, 앉아서 허리와 다리 비켜틀기 등을 예로 들 수 있다.

긴장된 근육들을 이완시켜줌으로써 빠른 근피로 회복을 돕는다. 신체를 뻗은 후 10초 정도 근육을 늘린 상태로 유지하면 된다. 이때 몸에 반동은 주지 않는다.

스트레칭을 할 때에는 각자 몸의 유연성 수준에 따라 동작의 크기와 시간을 조절해야 한다. 본인의 유연성에 맞지 않은 과도한 스트레칭은 오히려 근육과 인대에 손상을 초래할 수 있다.

스트레칭은 통증을 참아가며 몸을 신전시키는 것이 아니다. 아프다는 뜻은 그만하라는 뜻이지 참으라는 말이 아니다. 아프지 않을 정도의 적당한 자극을 줘야 한다. 전문가들은 평소보다 근육의 길이를 10% 정도 늘여주는 정도로 생각하고 하는 게 효과적이라고 한다.

코어운동의 5단계

>>> **1단계** 양손 뒤로 돌려서 위로 올리기

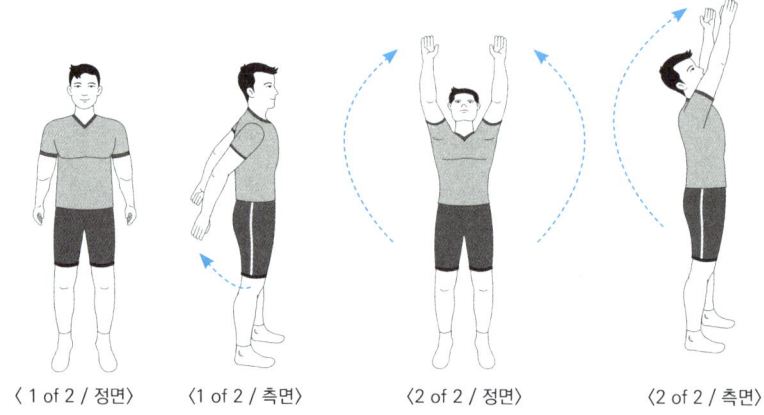

⟨ 1 of 2 / 정면⟩　　⟨1 of 2 / 측면⟩　　⟨2 of 2 / 정면⟩　　⟨2 of 2 / 측면⟩

>>> **2단계** 엉덩이 뒤로 쭉 빼면서 앉기

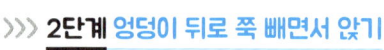

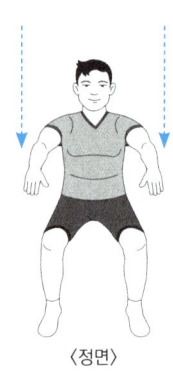

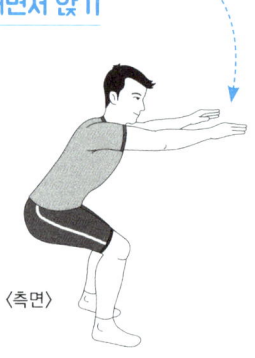

⟨측면⟩

⟨정면⟩

>>> **3단계** 양손 바닥 짚고 무릎 지면에 닿기

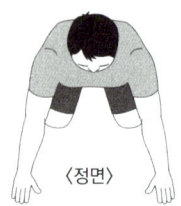 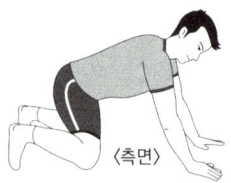

⟨정면⟩　　⟨측면⟩

http://youtu.be/d_x4W6IUtHU

▶ YouTube 15분 기적의 코어운동

>>> **4단계** 팔굽혀 펴기

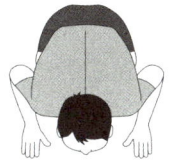
⟨1 of 2 / 정면⟩

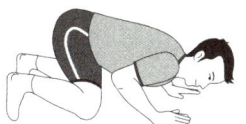
⟨1 of 2 / 측면⟩

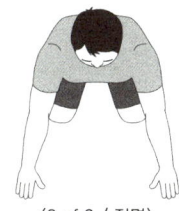
⟨2 of 2 / 정면⟩

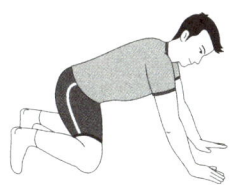
⟨2 of 2 / 측면⟩

>>> **5단계** 무릎 지면에서 떼고 양손 밀어서 일어나기

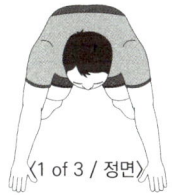
⟨1 of 3 / 정면⟩

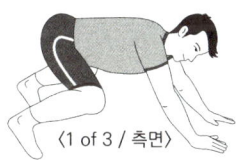
⟨1 of 3 / 측면⟩

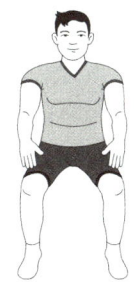
⟨2 of 3 / 정면⟩

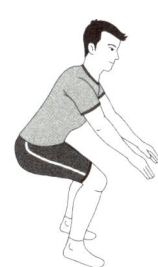
⟨2 of 3 / 측면⟩

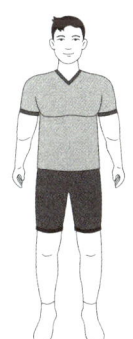
⟨3 of 3 / 정면⟩

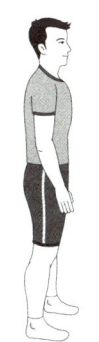
⟨3 of 3 / 측면⟩

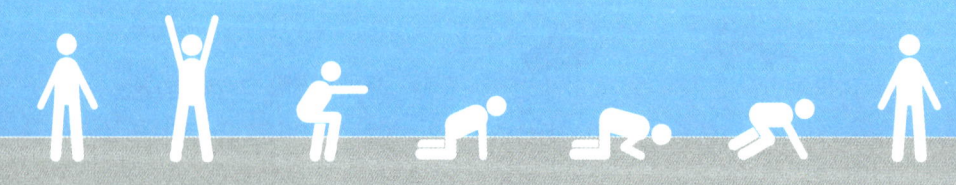

제6장

15분 코어운동이 가져다 주는 놀라운 효과

**15분
기적의 코어운동**

**자기를 천하만큼 사랑하는 사람에게
천하를 맡길 수 있다.**

- 노자

1

전신운동효과
132kcal

15분 코어운동은 750회이다!

15분 코어운동이 750회 정말? 진짜?? 어떻게???

'750회'라는 숫자에 의문이 드는 독자도 많을 것이다.

코어운동이 숙달이 되면 1회하는 데 대략 6초가 소요된다. 1분이면 10회, 10분이면 100회, 따라서 15분이면 150회를 할 수 있다. 코어운동 1회에는 어깨 스트레칭 1회, 목 스트레칭 1회, 팔굽혀 펴기 1회, 양손 밀기 1회, 앉았다가 일어나기 1회가 포함된다. 그래서 코어운동 1회 하면 총 5회를 하는 효과가 있다.

150 × 5 = 750!

15분 코어운동이지만 그 안에는 '750회'라는 어마어마한 횟수가 숨어 있다. 그래서 코어운동의 소비열량이 높은 것이다.

30분 코어운동의 소비열량 - 264kcal!

직장인들이 즐겨하는 몇 가지 운동을 기준으로 소비열량을 조사해봤다. 그러면, 코어운동의 소비열량은 얼마일까? 코어운동의 소비열량에 대한 객관적인 데이타는 아쉽지만 아직 없다. 기회가 되면 한국체육과학연구원에 의뢰해 측정해 볼 계획이다. 아직까지는 객관적인 수치가 없어서

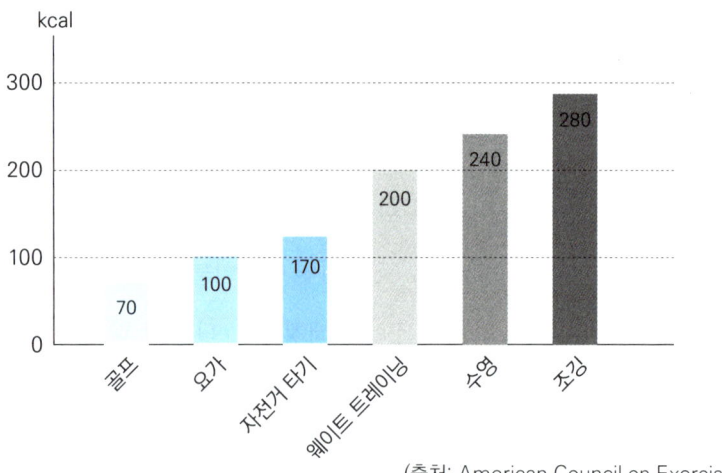

(출처: American Council on Exercise)

30분 운동의 소비열량

코어운동과 유사한 절운동의 소비열량을 기준으로 판단했다. 이 점을 미리 독자들의 양해를 구한다.

한국체육과학연구원에서 실시한 절운동 소비열량 측정 연구에 따르면, 건강한 20대 남자가 108배를 하게 한 다음 칼로리 소모량을 측정했더니 평균 147kcal 소모, 걸린 시간은 약 20분이었다. 절운동은 1회 하는데 소요시간은 11초이고, 분당 7.35kcal 소모했으며, 30분으로 환산하면 220kcal가 된다.

반면 코어운동 1회 하는데 소요시간은 6초이다. 코어운동은 절운동에 비해 소요시간이 무려 45% 짧다. 코어운동이 절운동에 비해 소요시간이 45% 짧다는 것은 동일한 시간동안 운동을 한다고 가정했을 때, 코어운동이 절운동보다 45% 더 많은 횟수를 할 수 있다는 뜻이다.

코어운동은 여기에 양팔 올리기, 팔굽혀펴기와 양손밀기가 있다. 또한, 절운동은 앉았다가 일어설 경우, 무릎의 반동을 이용하기 때문에 허벅지나 엉덩이 주변 근육의 참여도가 낮다. 반면, 코어운동은 일어설 때 무릎의 반동이 없고, 허벅지와 엉덩이 주변 근육 참여도가 높다.

이런 것들을 종합해볼 때 코어운동이 절운동보다는 소비열량이 더 높을 것이다. 하지만 실제적으로 검증된 수치가 없기 때문에 여기서는 절운동 30분 소비열량 220kcal에 20% 할증을 고려한 264kcal를 코어운동 30분 소비열량으로 고려한다.

코어운동의 소요시간이 절운동에 비해 거의 절반이나 짧다. 여기에 추가된 운동이 3가지가 더 있고, 하체 근육의 참여도가 높다. 이러한 이유 때문에 코어운동의 실질적인 소비열량은 이보다 더 클 것으로 예상된다.

코어운동 30분 했을 때 소비열량이 264kcal이라면 수영보다 크고, 조깅보다 적다. 코어운동의 소비열량은 골프의 3.7배, 요가의 2.6배, 자전거의 1.5배, 웨이트 트레이닝의 1.3배이다. 코어운동은 조깅을 제외한 나머지 운동에 비해 운동효율이 높은 것이다.

소비열량이 높으려면 쉬는시간을 최소화하고, 운동에 참여하는 근육들이 많아야 한다. 코어운동의 소비열량이 높은 이유는 운동하는 중간에 별도의 쉬는 시간이 없고 상체와 하체의 큰 근육들이 많이 참여하기 때문이다.

골프를 생각해 보자. 티 박스에서 준비하고 스윙, 카트타고 이동, 다음 샷 그리고 퍼팅. 이런 패턴의 연속이다. 실질적으로 운동 중간 중간에 휴식시간이 많고, 움직임 자체도 스윙을 제외한다면 근육에 큰 부하를 주는 것이 없다.

요가는 어떤가? 요가는 운동 중 휴식시간은 상대적으로 적다고 볼 수 있으나, 심폐와 근육에 걸리는 부하는 적다고 볼 수 있다.

소비열량이 낮은 다른 운동들도 생각해보면 결과는 마찬가지다. 운동하는 중간에 휴식시간이 많거나 심폐나 근육에 걸리는 부하가 적은 경우가 대부분이다. 반면에 소비열량이 높은 운동들은 운동 중에 휴식시간이 없고, 심폐나 근육에 걸리는 부하가 크다.

15분 코어운동의 소비열량 - 132kcal!

이 열량은 골프와 요가를 30분 했을 때보다 훨씬 높다. 운동효율이 높은 것이다. 생존체력이 필요한 직장인들은 하루에 조금씩 하는 운동, 그리고 운동강도는 저강도 또는 중강도 운동을 해야 한다. 코어운동은 중강도의 유산소 운동이고, 근력운동이다. 운동 중간에 쉬는시간이 없이 지속적으로 할 수 있기 때문에 소비열량이 높다. 또한, 운동을 하기 위한 준비시간이 필요없기 때문에 그만큼 효율도 높은 것이다.

코어운동을 하면 유산소운동과 근력운동, 두 마리 토끼를 한 번에 잡을 수 있다. 유산소운동과 근력운동을 동시에, 이 얼마나 매력적인 운동인가! 15분 코어운동을 했을 때 소비되는 열량은 대략 132kcal이다.

코어운동의 소비열량이 높은 이유는 유산소운동과 근력운동을 동시에 할 수 있고, 중강도의 운동을 쉬는 시간 없이 15분 동안 지속적으로 할 수 있기 때문이다.

나이가 40이 넘어가면 매년 1% 정도의 근육이 감소한다. 이것은 나이가 들수록 근력운동이 필요하다는 뜻이다. 일상생활 속에서 조금 더 활동적으로 생활하고 싶다면, 내 몸의 노화속도를 늦추고 싶다면 근력운동은 필수다. 코어운동은 상체근육과 하체근육을 비롯한 몸의 전반적인 근력을 키우는 운동이기 때문에 근력운동이 필요한 직장인들에게 적합한 운동이다.

  코어운동은 상체근육이 활동에 참여하면 하체근육은 쉬고, 반대로 하체근육이 활동에 참여하면 상체근육은 쉰다. 따라서 각 동작마다 활동에 참여하지 않는 부분에는 휴식시간을 부여해 회복할 시간을 줌으로써 근피로도를 최소화하고 지속적으로 할 수 있게 고안된 혁신적인 운동이다.

스트레칭 효과
어깨 스트레칭 150회, 목 스트레칭 150회

어깨 스트레칭 150회

양손을 뒤로 크게 돌려서 높이 올리는 동작에서 어깨 주변 근육들이 긴장되고, 늘어나면서 활동에 적극적으로 참여하게 된다. 이를 쉽게 확인할 수 있는 방법이 있다. 왼손바닥을 오른쪽 어깻죽지에 올려놓고, 오른 팔을 뒤로해서 위로 올려보자. 왼손바닥에 오른쪽 어깨 주변 근육들이 살아 움직이는 '꿈틀댐'이 왼손바닥에 그대로 전달될 것이다.

50대에 주로 발생하며, 어깨의 통증으로 움직임이 제한되는 증상인 '오십견' 예방에 어깨 스트레칭이 많은 도움을 준다. 오십견이 오면 어깨의 통증과 함께 어깨를 마음대로 움직일 수 없어서 어깨의 가동 범위가 줄어든다. 어깨가 굳어서 팔을 제대로 움직일 수 없으니 머리를 감을 때나 옷을 입을 때도 여간 불편하게 아니다.

사무직 직장인들 경우에는 어깨 주변 근육들을 사용할 일이 거의 없다. 이렇게 20년 넘게 회사생활을 하다보면 어느 날 갑자기 나에게도 오십견이 찾아온다. 나이가 들어감에 따라 조직이나 세포의 기능 감퇴에 따라 어쩔 수 없이 오십견이 온다.

하지만, 운동으로 이 시기를 최대한 늦출 수 있다. 가벼운 어깨운동과 함께 스트레칭을 꾸준히 병행하는 것이 어깨 건강에 효과적이다.

오십견은 치료만큼 예방이 중요한 질환이다. 코어운동 15분, 양손 올리기 150회, 즉 어깨 스트레칭 150회면 오십견에 대한 걱정은 저 멀리 뻥~! 차버릴 수 있다.

목 스트레칭 150회

출퇴근시간이건 휴식시간이건 많은 사람들의 눈이 향해 있는 곳은 어디일까?

바로 스마트폰이다. 최근 미래창조과학부가 1만 8500명을 대상으로 조사한 통계결과에 따르면 스마트폰 사용자의 1일 평균 기기 사용시간은 무려 4.6시간이다. 대다수가 하루 중 많은 시간을 스마트폰을 사용하고 있다는 것이다.

　대부분의 직장인들은 특별한 일이 없어도 습관적으로 스마트폰을 보는 경우가 많다. 스마트폰의 작은 글자를 보기 위해 고개는 앞으로 나가고 어깨와 등은 굽는 자세가 되다 보니 체형변화까지 불러올 수 있다. 상태가 심해지면 일자목 또는 거북목이 된다. 잘못된 생활습관이 목질환을 불러 오는 것이다.

　사무실에서 종일 일하는 직장인들의 근무환경은 어떠한가?

　장시간 동안 사용하는 컴퓨터 작업이 많은 비중을 차지한다. 대부분의 시간을 모니터를 보고 타이핑하는 컴퓨터 작업이 많다. 사무실에서 장시간 의자에 앉아 컴퓨터로 업무를 하다보면 자연스레 허리가 구부정해지고, 목이 앞으로 나오는 자세를 취하게 된다. 이러한 잘못된 자세를 오랫동안 유지할 경우 목뼈에 압박이 가해지면서 목디스크 증상을 일으킬 수 있다.

　잘못된 자세로 인해 직장인들의 건강에 문제를 겪는 경우가 많다. 장시간 스마트폰과 컴퓨터를 사용으로 고개가 거북이처럼 앞으로 빠지게 되는데 이때 하중이 실리면서 뒷목과 어깨에 결림과 통증이 찾아온다. 목이나 어깨 통증은 누적되어 일자목, 거북목, 흉추후만증 등을 비롯한 체형불균형질환 발생 위험성이 높아진다. 체형불균형은 목 통증, 피로감, 두통을 일으켜 직장인들의 업무능률저하로 이어진다.

목을 앞으로 뺀 자세를 거북목이라고 한다. 거북목증후군의 환자들이 주로 호소하는 증상은 뒷목 부위 통증과 어깨통증이다. 팔이나 허리부위까지 통증이 느껴지기도 한다. 조금만 집중해도 쉽게 피로감을 느끼고 무력감이나 심한 두통 등을 동반해 직장인의 경우 제대로 업무를 보지 못하게 된다. 거북목증후군에서 더 진행된 목디스크는 뒷목 부위 혹은 어깨 죽지 사이에 통증을 느낀다. 특히 밤에 어깨와 목 부위가 쑤시고 아픈 증상을 느끼며, 팔이나 손이 저린 통증을 느낄 수 있다. 거북목 상태가 지속되면 외부의 충격이 그대로 전달되면서 목과 허리 부위 디스크가 정상적인 위치를 탈출하면서 디스크 질환도 일으킬 수 있다.

목은 무거운 머리를 받혀야 하는 중요한 부위이며 허리에 비해 인대가 얇고 근육의 힘도 적어 디스크 질환 위험이 높다. 실제 건강보험심사평가원의 국내 디스크 환자의 분석 자료를 살펴보면 2009~2013년 목디스크 환자는 29.7%, 허리디스크 환자는 18.4% 증가한 것으로 확인되었다. 목디스크 환자의 증가 비율이 허리디스크 환자의 증가비율 보다 훨씬 더 컸다. 이러한 현상은 스마트폰의 대중화와 연관성이 높다.

2007년 아이폰 등장을 시작으로, 2008년 아이폰 3G, 2009년 아이폰 3GS, 2010년 아이폰 4, 2011년 아이폰 4S, 2012년 아이폰 5, 2013년 아이폰 5S가 출시되었기 때문이다.

우리나라에 스마트폰이 대중화된 시점은 대략 2010년 아이폰 4가 출시된 이후부터다. 이것을 미루어 판단해볼 때 우리의 일상생활에서 2010년 이전과 이후에 큰 변화로 찾아온 것은 단연 스마트폰이다. 혁신적인 스마트폰의 등장과 대중화로 편리와 유익함을 얻을 수 있으나 장시간 사용시 시력저하와 목질환 등 부작용도 따른다.

목질환을 예방하기 위해서는 평소 자세를 반듯하게 교정하는 것과 목 스트레칭을 해주는 게 좋다고 전문가들은 말한다. 스마트폰을 이용할 경우 가급적 눈높이까지 스마트폰을 들어서 사용한다. 컴퓨터를 장시간 이용하는 직장인의 경우 눈높이에 모니터를 맞춰 사용하는 것이 목에 부담이 덜 갈 수 있다고 한다. 그리고 목을 뒤로 젖혀 C자 커브를 유지하는 스트레칭이 도움이 된다고 조언한다.

코어운동을 하게 되면 양손을 위로 올릴 때 시선은 양손을 보게 됨에 따라 자동적으로 목을 뒤로 젖혀 C자 커브가 유지된다. 15분이면 150회를 할 수 있다. 코어운동의 목 스트레칭은 목 주변의 통증을 완화시키는 데 큰 도움을 준다.

실제로 목과 어깨 통증으로 며칠 고생한 필자의 경험담을 소개한다.

나의 첫째 아들은 몸놀이하는 것을 무척 좋아한다. 그래서 어느 날, 내가 쇼파 앞 바닥에 앉아 있었는데, 이 녀석이 갑자기, "야호!"

하더니, 쇼파에서 점프해서 나의 목에 올라탄 게 아닌가!

"뚝!"

소리와 함께 목은 앞으로 심하게 꼬꾸라쳤다. 결과에 비해 통증이 생각만큼 심하지 않아서 별스럽지 않게 생각했었다.

하지만 문제는 다음 날이었다. 다음 날 아침에 목통증은 더 심해졌다. 이제는 어깨까지 아프다. 오늘 병원에 가봐야겠다고 생각했는데 코어운동을 하고 나니깐 신기하게도 통증이 조금 가라앉는 게 아닌가!

그래서 며칠 더 경과를 지켜보았는데, 10여일 정도 후에는 정말 통증이 거짓말처럼 사라졌다.

목과 어깨가 뻐근하고, 주변 근육들이 뭉치고, 쉽게 피로함을 느낀다면 코어운동을 딱 10일만 해 보자!

그 놀라운 효과를 직접 경험해 보자.

3

근력운동효과
팔굽혀 펴기 150회, 양손 밀기 150회, 앉았다가 일어나기 150회

팔굽혀 펴기 150회

 코어운동을 하면 팔굽혀 펴기 150회를 할 수 있다. 무릎을 대고 하기에 중강도이긴 하지만 하루에 150회라도 꾸준히 하다보면 어느새 가슴근육과 팔근육, 등근육이 탄탄해진다.

양손 밀기 150회

 양손 밀기도 팔굽혀 펴기와 마찬가지로 상체 근육운동이다. 팔굽혀 펴기를 하고 무릎을 바닥에 댄 상태에서 상체를 세우기 위해서 양손으로 바닥을 힘차게 민다. 팔과 어깨, 가슴, 복근 등 상체의 전반적인 근육들이 사용된다.

수적천석(水滴穿石)

물방울이 바위를 뚫는다는 뜻으로, 작은 노력이라도 끈기 있게 계속하면 큰 일을 이룰 수 있음을 나타내는 사자성어다.

중강도의 팔굽혀 펴기와 양손 밀기를 3년 정도 꾸준히 한 결과, 2015년 11월 체력평가에서 근력(상대 악력) 2등급, 근지구력(교차 윗몸일으키기) 1등급을 획득했다. 중강도의 운동이라고 해서 얕잡아 보지 말자. 중강도의 운동이기 때문에 직장인들에게 부담이 없고 매일 꾸준히 실천할 수 있는 것이다. 따라서 직장인들에게는 중강도의 운동이 여러모로 낫다.

앉았다가 일어나기 150회

코어운동 15분을 하면 앉았다가 일어나기, 일명 스쿼트도 150회를 할 수 있다. 생존 체력이 필요한 직장인들이 스쿼트를 연속해서 150회 하기는 무리다. 아마 30회 하기도 버거울 것이다. 스쿼트가 고강도 운동이기 때문에 중간에 쉬는 시간을 주지 않는다면 초보자는 많이 할 수 없다.

코어운동은 엉덩이를 뒤로 뺀 상태에서 앉고, 다시 일어서기까지는 3초 정도의 하체 휴식시간이 있다. 양손이 바닥을 짚고, 팔굽혀 펴기와 양손 밀기 동작까지 대략 3초가 필요하기 때문이다. 이때 하체는 쉰다. 하지만 팔근육, 가슴근육, 등근육, 복근 등 상체는 꾸준히 운동하고 있다.

반대로 하체운동을 할 때 상체는 휴식시간을 갖는다.

앉았다 일어나기의 운동효과는 놀라웠다. 민첩성(10m 4회 왕복 달리기) 1등급, 순발력(제자리 멀리뛰기) 1등급을 받았기 때문이다. 민첩성과 순발력은 하체의 근력이 깊은 관여를 한다. 하체 근력 중에서도 특히 엉덩이 근육과 허벅지 근육이 많은 부분을 차지한다. 하체 근력은 정말 스쿼트만한게 없다.

전신근력 키우기

코어운동을 하면서 사용되는 근육은 온몸 근육이다. 양손을 올리면서 어깨 관절 주변 근육이 사용되고, 목을 뒤로 젖히면서 목주변 근육도 동참한다. 엉덩이를 뒤로 밀면서 복부근육과 엉덩이 근육과 허벅지, 종아리 근육이 사용된다. 팔굽혀 펴기를 하면서 상체의 전반적인 근육이 사용되는데 팔을 비롯한 어깨, 등, 가슴 근육과 복부근육이 그렇다. 양손을 밀면서 팔과 어깨 근육, 가슴 근육, 복부근육이 다시 사용된다. 일어서는 동작에서 엉덩이를 비롯하여 허벅지, 종아리 근육 등 하체 전반적인 근육이 총 동원된다. 그래서 코어운동을 하게 되면 상체, 하체 근육의 모든 부위에 자극을 줄 수 있다. 코어운동의 근력운동효과는 한 마디로 '전신근력 키우기'이다.

코어운동을 하게 되면 헬스장에서 몸의 각 부위별로 나누어서 하는 운동이 필요없다. 코어운동으로 전신근력을 키울수 있기 때문이다. 운동에 필요한 최신식 기구도 필요없다. 내 몸과 손을 뻗을 수 있는 공간만 있으면 충분하기 때문이다. 전문 강사도 필요없다. 누구나 쉽게 따라할 수 있는 동작이기 때문이다.

코어운동으로 내 몸의 전신근력을 키워보자!

마음안정 효과
명상 15분

명상 15분 - 나를 사랑하는 시간

몸아, 참 고맙다.

내 것이라 당연히 여기면서 막 쓰고 다녔는데,

너가 있어서 이생에서 많은 것을 배우는 구나.

몸아, 많이 힘들었지?

몸아, 정말로 고맙다.

마음아, 참 고맙다.

너가 아프다고 그래도 내가 바쁘다고 핑계대면서 너를 돌보지도 못했는데,

너가 있어서 이생에서 많은 것을 배우는 구나.

마음아, 많이 힘들었지?

마음아, 정말로 고맙다.

나는 나를 사랑합니다.

사람들한테 치여 상처 받았던 나를 사랑합니다.

나는 나를 사랑합니다.

다른 사람들과 비교 당하면서 너무나도 아팠던 나를 사랑합니다.

나는 나를 사랑합니다.

남들이 보기에는 좀 부족해 보여도

나는 지금 이대로의 나를 사랑합니다.

하루하루 열심히 살아가고 있는

하루하루 나름대로 열심히 살아가고 있는

지금 이대로의 나를 사랑합니다.

나의 상처가 치유되기를

남들이 모르는 나의 상처가 치유되기를

나의 아픔이 치유되기를

남들이 모르는 나의 아픔이 다 치유되기를

내가 행복해지기를

내가 진정으로 행복해지기를

"지금 이 순간에도 우리는 필요 이상으로 타인을 의식하며 항상 뒤쳐진 것 같은 기분으로 언제나 초조하고 불안한 마음으로 삶의 외줄 타기를 하고 있습니다. 그러나 삶의 지혜란 굳이 내가 무언가를 많이 해서 쟁취하는 것이 아니고 오히려 편안한 멈춤 속에서 자연스럽게 드러난다는 간단한 진리를 깨달았습니다. 그러니 여러분, 때론 잠깐 멈추고 나를 사랑하는 시간을 가지세요. 그리고 잊지 마세요. 당신은 진정 특별하고 소중한 사람입니다. 오늘도 당신이 진정 행복하길 오늘도 당신의 청춘이 빛나길 간절히 바랍니다."

- 혜민 두 손 모아

몇 년 전에 '혜민스님의 마음치유 명상'을 보면서 나도 모르게 눈물이 났다. 항상 다른 사람들만 신경쓰고 내 자신을 챙기지 못했음을 후회하는 눈물이었다.

나를 진정으로 생각해본 게 언제였던가?

뭐가 그렇게 바쁘다고, 뭐가 그렇게 급하다고 정작 소중한 나는 그동안 돌보지 못했을까…….

이런 내 자신이 정말 미련 곰탱이 같았다.

그동안 내가 나를 먼저 챙기지 못했음에 한없이 미안하고 또 미안했었다. 이제는 그러지 않겠다고 다짐하고 또 다짐했었다. 그리고 나를 챙기는 것의 일환으로 매일 아침 코어운동을 하고 있다. 코어운동을 하는 15분은 온전히 나만을 위한 시간이다. 나를 사랑하는 시간이다.

코어운동을 하면 마음이 차분해진다. 복잡하고 혼란스러운 머리상태는 이내 안정을 되찾는다. 마치 검은 구름이 가득한 하늘이 청명한 가을 하늘로 바뀌는 것처럼 말이다. 바로 명상의 효과다.

정적인 명상으로 초보자가 효과를 보기는 쉽지 않으나 동적인 명상인 코어운동을 하게 되면 누구나 쉽게 명상의 효과를 체험할 수 있다.

바쁘게 살아가는 일상 속에서 내 자신에게 괜찮냐고, 잘 살고 있냐고 물어본적이 있는가?

다른 사람의 시선에 신경쓰고 세상의 기준에 나를 맞추려고만 하지는 않는가?

나를 아끼고, 사랑한 적은 언제 였던가?

내 안에 사랑이 가득차 넘쳐서 다른 사람에게 전해지는 게 온전한 사랑이다. 내 안에 사랑으로 충만하여 넘쳐서 주위로 흐르는 것이 이상적인 사랑이다. 그래야 본인도 행복하고, 행복한 사람에서 나오는 행복한

기운을 받은 사람도 행복해진다. 내 안에 사랑으로 채우지 않고서 주는 사랑은 희생이다. 희생은 오래가지 못한다. 언젠가는 지치게 마련이다.

아리스토텔레스 행복의 정의에 '우리는 행복하기 위해서 산다'는 말이 있다. 그러면 행복하기 위해서 무엇을 해야 할까?

나를 사랑해야 한다. 먼저 나에게 관심을 갖어야 한다. 내 마음의 상태가 어떤지, 내 몸의 상태가 어떤지, 내가 진정으로 원하는 것은 무엇인지, 나에게 지금 필요한 것은 무엇인지. 나에게 묻고 또 물어야 한다. 그리고 물음에 대한 답을 찾아서 실천해야 한다. 내가 행복해지기 위해.

내가 먼저 바로 서야 다른 사람도 도와줄 수 있는 것이다. 내가 바로 서지 않는 상태에서 남을 도와주면 둘 다 넘어진다.

나를 사랑하는 가장 확실하고, 효과가 있는 것은 운동이다. 본인에게 적합한 운동강도로, 규칙적으로 하는 운동보다 더 좋은 것은 없다. 오늘부터는 운동으로 나를 사랑하자.

'이 세상에서 뭔가를 하려면 먼저 자신을 사랑해야 한다.

먼저 당신을 사랑하라.

그럼 일들은 저절로 해결될 것이다.'

– 루실벌

코어운동으로,

이제는 나를 먼저 챙기자.

이제는 나를 먼저 사랑하자.

이제는 있는 그대로의 나를 아껴주고, 사랑해주자.

그러면 세상도 나를 귀하게 여기기 시작할 것이다.

5 생각활성 효과 독서 15분

독서 15분

　코어운동을 한다. 단순 반복적인 동작에 따라 몸은 절로 움직이고, 머리 속에 복잡하고 혼란스러움은 이내 안정을 되찾는다. 마음은 차분해진다. 이제 뇌는 생각에 집중한다. 'Think Hard'다. 마음이 평온한 상태에서 하는 생각은 하면 할수록 문제는 단순해지고 해결책이 떠오른다. 내 앞에 일어나는 대부분의 일들은 코어운동의 생각활성 효과로 해결이 가능하다.

　나는 어떤 문제가 있을 경우, 노트에 문제를 적고 코어운동을 한다. 마음이 곧 안정되고 나의 의식은 오로지 문제에만 집중한다. 하나씩 생각의 실마리가 떠오를 때마다 팔굽혀 펴기 자세에서 잠시 멈춰, 몸을 바닥에 엎드린 채로 얼른 메모한다. 이렇게 15분을 하고 나면 노트에 여러 생각들로 채워져 있다. 어떤 때는 정말 어떻게 이런 생각까지 했을까하며 놀라기도 한다.

  나는 독서할 때 떠오르는 생각들을 여백에 적는다. 내가 생각하는 독서의 목적은 생각을 통한 의식의 성장에 있기 때문이다.

  동일한 시간동안 독서할 때와 코어운동할 때의 생각한 메모량을 비교해보면 단연 코어운동이 압도적으로 많다. 하지만 코어운동의 생각활성 효과를 독서 15분으로 정한 것은 사람마다 각자의 상황이 다르고, 효과에 대해 보다 보수적으로 접근하는 게 옳다는 판단에서다.

  독서와 코어운동의 생각한 내용과 깊이를 비교해봐도 단연 코어운동이 더 높다. 그 이유는 코어운동은 운동내내 오로지 생각에만 집중하기 때문이다.

  인간만이 고유하게 갖고 있는 생각하기, 그래서 '깊이 생각하면 세상에 해결 못할 일이 없다'는 명언이 크게 울림을 준다.

코어운동으로 생각을 활성화해 보자. 당신 앞에 놓은 문제점을 노트에 적고 코어운동을 해보자. 코어운동을 하면서 의식은 오로지 생각에 몰입한다. 코어운동의 횟수가 늘어남에 따라 조금씩 해결의 실마리가 떠오를 것이다.

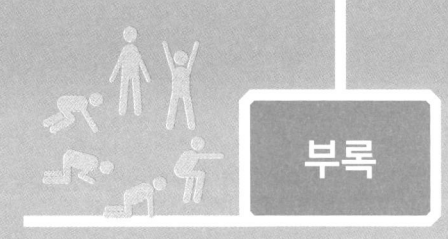

부록

1. 코어운동을 하기 위한 시간을 만드는 3가지 Tip!
2. 코어운동을 꾸준히 하게 만드는 7가지 Tip!

15분
기적의 코어운동

전략의 요체는 무엇을 하지 않을지를 선택하는 것이다.
– 마이클 포터

부록1

코어운동을 하기 위한 시간을 만드는 3가지 Tip!

첫번째 – 줄이고, 버리고, 포기하는 게 우선이다

'하지 않아야 할것을 결정하는 것은 할 일을 결정하는 것만큼 중요하다.'

– 스티브 잡스

장거리 배낭여행을 떠난다. 무엇을 챙겨 배낭에 넣어야 할까?

아마추어는 생각하는 모두가 필요할 것 같다. 그래서 이것저것 챙겨 바리바리 짐을 싼다. 늘어난 무게만큼 여행내내 감내해야 하는 고통이 크다는 것을 알지 못한다. 이런 상태로 여행을 오래할 수 없다는 것도 알지 못한다. 아마추어의 눈에는 지금 당장 눈앞만 보이기 때문이다. 모든 게 다 필요한 것 같고, 다 챙겨야만 될 것 같다.

하지만, 프로는 다르다. 꼭 필요한 몇 가지만 챙기고, 거기서도 뺄 것을 찾는다.

배낭의 무게가 다르니 당연히 발걸음 자체가 다르다. 한쪽은 무겁고 다른 한쪽은 가볍다. 몸의 피로도 크게 차이가 난다. 한쪽은 쉽게 피곤해지고 다른 한쪽은 아직 여력이 남아있다. 이러한 상황에서는 동일한 시간을 여행하더라도 여행의 범위와 만족도가 다를 수밖에 없다. 따라서 짐을 최대한 가볍게 하는 것이 중요하다.

프로는 눈앞의 나무가 아닌 전체의 숲을 보는 사람이다. 프로는 더하기가 아닌 빼기를 찾고 실천하는 사람이다. 프로는 버리고, 버려서 핵심만 남기는 사람이다.

우리의 삶도 마찬가지다. 우리는 수많은 짐들을 메고, 들고, 또는 안고 살아간다. 새로운 것을 하기 위해서는 그동안 하고 있는 것들 중에서 몇 가지는 과감히 줄이거나 버리거나 포기해야 한다. 하루가 30시간으로 는다면 모를까 그렇지 않고서야 달리 방법이 없다. 선택과 집중을 위해서는 제거가 먼저다.

삶 속에서 줄이고, 버리고, 포기할 것들을 찾아보자. 앞으로 힘차게 나아가기 위해서는 지금 갖고 있는 짐을 최소화해야 한다. 이것이 먼저다.

그래야 더 빨리, 더 멀리 나아갈 수 있는 것이다.

곰곰히 생각해 보자. 무엇을 줄이고, 무엇을 버리고, 무엇을 포기할 것인가?

스마트폰, TV, 컴퓨터, 각종 모임들

나는 스마트폰 사용시간을 줄이고, TV를 버리고, 집에서 컴퓨터 하는 시간을 포기했다. SNS하는 시간을 줄이고, 한 달에 한 번도 이용하지 않은 앱들은 과감히 삭제했다. 내가 필요할 때만 스마트폰을 사용하고, 필요한 정보만 확인하고 바로 닫는 습관을 들였다. 각종 알람도 진동 또는 무음을 바꿨다. 그리고 항상 스마트폰을 뒤집어 놓았다. 예전에는 알람이 울리거나, 화면이 메시지 창으로 밝아지면 메시지를 이내 확인하곤 했었는데 이제는 그러한 일들이 없어졌다.

집에 TV가 없으니 처음에는 상당히 어색하고 소파에 멍하니 앉아 있는 날도 있었지만 시간이 해결해 주었다. 거실에 TV가 없으니 TV스탠드도 함께 치웠다. 그러니 거실이 넓어졌다. 이제는 거실이 보기만 해도 시원 시원하다.

집에서 하는 컴퓨터가 주로 뉴스기사 보기였는데, 포기하니 처음에는 좀 답답했지만 이내 적응이 되었다.

그리고 저녁 모임을 점심 모임으로 변경하거나 최소화하고, 하더라도 가급적 9시 전에 끝내도록 노력했다.

스마트폰, TV, 컴퓨터에서 자유로워지고, 저녁 모임이 줄어들고, 일찍 끝나니깐 삶이 심플해졌다. 예전에는 시간에 쫓겨 뭔가에 이끌려 가는 수동적인 삶이 많은 부분을 차지하고 있었다.

하지만 이제는 시간의 여유가 생겨 내가 이끌어 가는 주도적이고 적극적인 삶이 많아졌다. 내가 내 삶의 주인으로 사는 느낌이 예전보다 훨씬 많아졌다. 그 결과, 삶의 만족도와 행복도가 높아졌다.

스마트폰과 TV, 컴퓨터 그리고 각종 모임에 관한 짐들을 줄이고, 버리고, 포기하니 하루 3시간은 족히 확보되었다. 이렇게 확보된 시간을 나와 가족을 위한 시간으로 바꾸었다. 나를 위해 책을 읽고, 부족한 수면 시간을 늘리고, 아이들과 함께 놀아주는 시간으로 말이다.

이 모든 것의 시작은 줄이고, 버리고, 포기해야 할 대상을 선택하고 과감히 실행하는 것이다.

당신은 무엇을 줄이고, 버리고, 포기할 것인가?

두번째 - 하루 시간일지를 작성해 보자

내가 무엇을 줄이고, 버리고, 포기할지 잘 모르겠다면 하루 시간일지를 작성해 보자. 작은 수첩을 들고 다니면서 또는 스마트폰 메모장에 오늘 있었던 일들을 시간별로 꼼꼼히 기록해 보자. 하루 시간일지를 작성해보면 내가 어떤 활동에 얼마만의 시간을 사용했는지 명확하게 파악할 수 있다.

실제로 작성해보면 의외로 낭비되는 시간들이 많다는 것을 알 수 있다.

1. 일어나기 - 6시 10분

2. 용변 & 씻기 - 6시 27분

3. 옷 입기 - 6시 45분

4. 간단한 아침 - 7시 04분

5. 버스 정류장까지 이동 - 7시 12분, 버스 기다리는 시간 폰으로 인터넷 뉴스 기사 보기

6. 버스 타기 - 7시 21분, 이동시간 폰으로 놀기

7. 버스 하차 - 7시 58분

8. 회사 건물 도착 - 8시 03분

9. 엘리베이터 타기 - 8시 06분

10. 회사 책상 도착 - 8시 08분

위에 든 예는 필자의 아침 출근길 상황이다. 여기서 나는 시간절약과 편안한 마음, 운동 그리고 독서를 하기위해 버스를 버리고, 지하철을 선택했다.

버스 대신 지하철을 이용하니 10분의 시간을 아낄 수 있었다. 집을 나서서 버스 타는데 걸린 시간 17분, 집을 나서서 지하철 타는 데 걸린 시간 13분. 더 멀리 지하철 승강장이 있음에도 불구하고 지하철을 타는 것

이 4분 더 짧게 걸리는 이유는 지하철의 배차 시간에 있었다. 출퇴근 때, 지하철의 배차시간은 3분 전후다. 이는 버스 배차시간과 비교해볼 때 적게는 2배, 많게는 7배 이상 차이가 난다.

남은 6분은 지하철의 최단 거리와 속도에 있었다. 지하철은 한 번 환승을 해야 하지만 그럼으로써 회사까지 최단 거리로 갈 수 있었다. 그리고 버스처럼 중간 중간에 신호 대기하는 시간이 없으니 평균속도가 훨씬 빠르다. 환승하는 시간, 지하철 내려서 걷는 시간을 고려해도 6분은 절약할 수 있었다. 그래서 10분을 아낄 수 있었다.

물론 스마트폰으로 버스 도착 예정시간을 보고 집에서 시간을 조절해서 나갈 수도 있다. 출근준비를 하다보면 이상하게 버스 도착 예정시간이 어정쩡한 시간에 많이 걸린다. 머피의 법칙이랄까?

집에서 나갈까? 조금 더 있다 나갈까하는 고민되는 시간. 나에게 있어서 버스 도착 예정시간이 6분 정도 되는 시간이 그렇다. 다음 버스를 타자니 너무 많이 기다려야 하고, 지금 타자니 간당간당하다. 시도해 보자는 심정으로 얼른 챙겨서 바삐 나간다. 달리고, 달려서 아슬하게 버스를 타게 되는 날이면 오늘은 운수 좋은 날이다. 횡재한 기분에 왠지 오늘 좋은 일이 일어날 것만 같다.

그런데 열심히 달리고 있는 내 앞에서 버스가 먼저 지나쳐 가거나, 횡단보도 앞에서 신호를 기다리고 있는데 버스가 쌩하고 가버린 날엔 왠지 똥 밟았다는 느낌과 함께 오늘 하루가 재수 없을 것만 같다. 그리고 내

폰에 다음 버스 도착 예정시간을 본 순간 마음은 허탈해진다. 생각해보면 별게 아닌데 버스를 바로 타는 것과 다음 차를 타는 것에 따라 내 기분이 크게 요동치고 있었던 것이다.

하지만, 지하철은 이럴 필요가 전혀 없다. 출퇴근 때 지하철 도착 예정 시간은 신경 안 써도 된다. 지하철이 3분 전후로 오기 때문이다. 그래서 굳이 도착예정 시간을 확인할 필요도 없고, 달릴 필요도 없다. 조금 여유를 갖고 걸어가도 충분하다. 조금 늦으면 다음 지하철을 타면 된다. 그래봐야 3분이다.

버스 대신 지하철을 이용하면 몸의 활동량이 많아진다. 지하철을 타기 위해서는 버스 승강장보다 더 많이 걸어야 한다. 탈 때와 내릴 때 모두 4~5층 정도의 계단을 오르고 내려야 한다. 또 중간에 환승하기 위해 또 걷고, 계단도 올라야 한다. 누구는 운동을 하기 위해 따로 시간 내서 하는데 나는 출퇴근 길에 하니 왠지 시간과 돈을 더 벌었다는 뿌듯한 느낌 마저 든다.

끝으로, 지하철로 이동 중간에 독서를 했다. 버스는 출발과 정지시 요동이 크고, 빈도도 잦다. 또한 책읽기에 밝기도 충분하지 않다. 반면, 지하철은 요동이 적고, 빈도도 낮고, 밝기도 적당해서 책읽기에 괜찮다. 이렇게만 실천해도 2주일이면 책 한 권을 뚝딱 읽을 수 있었다. 한 달이면 2권, 일 년이면 24권이다. 우리나라 직장인 1년 평균 독서량 9.8권에 비하면 2배가 훨씬 넘는 수치다. 단지 출퇴근 지하철에서만 독서했을 뿐인데 말이다.

　버스 대신 지하철을 이용하면 시간도 절약하고, 마음이 편안해지고, 운동도 하고, 독서도 할 수 있다. 그래서 부득이한 상황을 제외하고는 지하철을 이용하는 것이 여러모로 더 낫다는 게 필자의 결론이다.

　시간일지를 작성해보면 시간을 많이 차지하는 것부터 작게 차지하는 짜투리 시간까지 되짚어 볼 수 있다. 그 속에서 어떤 활동들은 줄이고, 버리고 포기하고 또는 전혀 다른 활동으로 대체할 수 있다. 틈틈이 새고 있는 짜투리 시간들을 모아서 의미 있는 시간으로 바꿀 수도 있다. 그러기 위해서는 나의 하루를 자세히 알 수 있는 시간일지를 작성해보는 것이 필요하다.

　독자 여러분들도 딱 하루만이라도 나의 하루 일과를 일거수일투족 기록해 보시라. 그러면 그 속에서 무엇을 줄이고, 버리고, 포기할지, 아니면 무엇으로 대체할지를 보다 쉽게 파악할 수 있을 것이다. 그래서 확보된 시간을 온전히 나만을 위한 시간으로 의미있게 사용하자.

　어제보다는 오늘이, 오늘보다는 내일이 더 발전하는 내가 되기 위해서 '나는 무엇을 줄이고, 버리고, 포기할 것인가?'

세번째 - 뛰어라!

　얼마 전 대학교 장교후보생(ROTC) 시절 아끼는 후배를 만났다. 정다운 얘기들이 오고 가다가 후배가 이런 말을 했다.

　"선배님, 저는 아직도 선배님의 그 말씀이 귓가에 생생합니다."

　"무슨 말?"

　"뛰어라!"

　어떻게 이 말이 나왔는지 독자들은 궁금할 것이다.

　배경은 이렇다. 대학교 4학년 여름방학 때였다. 하계군사입영훈련을 앞두고 후배가 이렇게 말했다.

　"선배님, 지난 동계입영훈련을 해보니 씻는 게 전쟁인 것 같습니다. 샤워기는 부족하고 씻을 인원은 많다보니 씻는 데 시간이 너무 많이 빼앗깁니다. 그러다보니 과제준비, 개인정비, 청소 등 시간이 너무 부족합니다."

　"그렇지? 그걸 한방에 해결할 수 있는 비법이 있는데 알려줄까?"

　"네, 선배님. 그 비법이란게 도대체 뭡니까?"

　"뛰어라!"

　"네?"

　"뛰면 시간을 아끼고 벌 수 있어. 대부분 동기들은 이동할 때 걷지. 하지만 걷지 말고 뛰어. 그러면 이동 시간을 줄일 수 있고, 동기들 보다 먼저 도착하니 바로 씻을 수 있고, 내무실로 복귀 때도 뛰어서 오면 다시 시간 벌고. 여기에 더불어 운동효과까지 얻을 수 있어."

그렇다. 뛰는 것도 시간을 아낄 수 있는 방법이 된다. 여기에 플러스 알파로 운동효과까지 따라 온다. 생각해보면 하루일과 중에 걸어서 이동하는 시간도 많은 비중을 차지한다

시간을 아끼고, 벌고 싶다면 뛰어보자, 뛰는게 부담된다면 빠른 걸음으로 걸어보자!

부록2

코어운동을 꾸준히 하게 만드는 7가지 Tip!

어떤 무엇을 꾸준히 할려면 '얻는게 있거나' 또는 '재미가 있거나' 두 가지 중에 하나는 만족해야 한다.

코어운동과 함께 아래 7가지 Tip을 적극적으로 활용한다면 많은 것을 얻을 수 있기 때문에 지속적으로 할 수 있고, 또 꾸준히 하다보면 재미를 느끼기도 한다.

첫번째 - 생각노트 쓰기

생각할 주제가 있으면 그 부분을 노트에 적고 코어운동을 한다. 몸은 저절로 움직이고 의식은 오로지 생각에만 집중한다. 잠시 후 머리에 떠오르는 생각들을 바로 노트에 메모한다.

생각할 주제가 없다면 그냥 코어운동을 해도 좋다. 코어운동을 하면 중간 중간 생각들이 떠오른다. 아주 오래 전에 생각한 것일 수도 있고, 며칠 전에 생각한 것일 수도 있다. 이러한 생각들이 무의식 세계에서 있다가 의식이라는 무대에 떠오른다. 이때를 놓치지 말고 바로 노트에 메모한다.

또는 오늘 계획에 대해 생각해 보는 것도 좋다. 오늘의 일정과 해야 될 일, 우선순위 등을 미리 생각해보면 보다 알찬 하루를 보낼 수 있기 때문이다.

이렇게 코어운동을 하고 나서 보면 각종 생각들이 노트에 정리되어 있고, 때로는 뜻밖에 좋은 아이디어들을 만나기도 한다. 코어운동을 꾸준히 하다보면 이 '생각노트' 때문이라도 매일하게 된다.

두번째 - 몸과 마음의 변화 일지 쓰기

둔필승총(鈍筆勝聰)

다산 정약용이 했던 말로, '둔한 기록이 총명한 머리보다 낫다'는 뜻으로 메모나 기록의 중요성을 강조한 말이다. 서툰 글씨라도 기록하는 것이 기억하는 것보다 백번 낫다.

나의 몸과 마음의 상태를 기록으로 남겨보자. 생각노트의 한 부분을 할애해서 작성해 보자. 특별한 양식은 필요없다. 노트 한 편에 날짜를 적고, 그날의 몸과 마음의 상태를 적는다.

컨디션이 최고일 경우 10점, 보통이면 5점, 최저일 경우 1점을 기준으로 한다. 물론 중상이면 느끼는 정도에 따라 6~9점을 선택할 수 있고, 중하이면 2~4점을 선택할 수도 있다. 몸과 마음이 거의 비슷하게 따라 가기는 하나, 상황에 따라 조금 차이가 날 수 있기 때문에 각각 기록해 보자.

몸과 마음의 변화 일지를 적는 시점은 코어운동을 하고 나서 적는 게 좋다. 하지만 시간이 여의치 않다면 하루 중 일정한 시간을 만들어서 적어 보자. 수치 옆에는 몸과 마음에 대한 자신의 간략한 생각들을 적으면 더욱 좋다.

코어운동을 규칙적으로 하면서 몸과 마음의 변화일지도 꾸준히 기록해 보자. 한 달이 지났을 때, 예전에 적었던 본인의 기록들을 살펴보자. 코어운동을 통해 전반적으로 본인의 컨디션이 점점 좋은 쪽으로, 그리고 본인의 글들이 보다 긍정적이고 활기 넘치는 글로 바뀌었음을 확인할 수 있을 것이다. 이러한 좋은 변화들로 인해 코어운동은 하루 생활에 꼭 필요한 시간이 될 것이다.

세번째 - 코어운동 일지 쓰기

평범한 직장인이 10개월 준비해서 우수한 성적으로 철인이 될 수 있었던 비법은 바로 '운동일지'다.

날짜, 날씨, 몸 컨디션, 훈련내용, 느낀점을 운동일지에 자세히 기록했다. 날씨와 몸 컨디션에 따라서 그 날의 훈련량과 강도를 조절했다. 훈련

후에는 운동일지에 feedback을 하면서 내일의 훈련을 계획했다.

한 달의 각 종목별(수영, 사이클, 마라톤) 누적 훈련량을 바탕으로 다음 달 훈련 계획도 세웠다. 이렇게 꾸준히 운동일지를 씀으로써 보다 체계적으로, 보다 안전하게, 보다 즐겁게 철인운동을 할 수 있었다. 코어운동도 마찬가지다.

생각노트 한 부분에 코어운동 일지를 써보자. 날짜와 장소, 코어운동을 한 시간을 기입한다. 여기서 중요한 것은 코어운동을 했을 때 뿐만 아니라 못했을 때도 기록하는 것이다. 못했을 때는 왜 못했는지, 어떻게 하면 할 수 있을지 기록한다. 항상 생각해서 이유와 해결책을 찾고 노트에 기록함으로써 뇌를 자극해야 한다. 그래야 코어운동을 규칙적으로 할 수 있는 것이다.

코어운동은 하루에 1분이라도 한다. 그래야 습관이 된다. 일단 1분이라도 하는게 중요하다. 왜냐하면 한번, 두번 건너뛰게 되면 이 횟수와 빈도는 점점 늘어나게 마련이다. 그러다 보면 결국 운동은 저멀리 가버렸고 예전의 나를 다시 만나게 된다. 피곤해서, 늦게 일어나 시간이 없다면 15분 코어운동을 하기 어려울 것이다. 이때는 진입장벽을 낮추는 지혜가 필요하다. 15분이 아닌 1분으로 생각해보자. 마음은 한결 가벼워지고, 보다 쉽게 실천할 수 있을 것이다. 1분이라도 한 날은 그 날은 코어운동을 한 날이다. 단 1분이라도 며칠 안 하게 되면 앞으로 쭈욱 안 하게 된다. 그러니 1분이라도 꼭 하자. 그리고 코어운동 일지에 오늘도 코어운동을 했다고 뿌듯하게 기록하자. 코어운동 일지를 씀으로써 다시 한번 더 생각하게 된다. 그리고 운동 실적도 쌓이는 게 직접 눈으로 확인할 수 있기 때문에 강한 성취감도 얻을 수 있다.

네번째 – 식단일지 쓰기

코어운동의 효과를 더 높이기 위해서는 올바른 식습관과 병행하는 게 좋다. 생각노트 한 부분에 식단일지를 기록해 보자. 식단일지 작성은 변화된 자신의 몸을 볼 수 있게 만드는 촉매제 역할을 톡톡히 한다.

올바른 식습관을 들이기에는 식단일지 작성만한 게 없다. 섭취한 음식에 따른 칼로리까지 구체적으로 알고 싶으면 스마트폰 어플을 이용한다. 다이어트 효과를 몸으로 실감하기 위해서는 식단조절이 필수이다. 물론 여기서 말하는 식단조절은 몸짱이 되기 위한 닭가슴살과 야채, 고구마 등을 먹는 것을 의미하지 않는다. 우리는 생존체력을 키우는 것이 목표이기 때문이다. 평소에 내가 먹는 모든 것들을 낱낱이 빠짐없이 노트에 적는다.

일주일 동안 기록된 식단일지를 보고 총 섭취 칼로리와 3대 영양소 비율을 산정해본다. 과잉된 영양소는 무엇이며, 부족한 영양소는 무엇인지 판단한다.

끝으로, 무엇을 먹지 말아야 할지, 무엇을 줄여야 할지, 무엇을 추가할지를 선택하여 기록한다.

식단일지 작성하는 것은 매우 중요하다. 왜냐하면 뇌는 자기가 먹고 있는 것들이 생각보다 적다고 인식하기 때문이다.

어떤 분은 '난 별로 안 먹는 데도 살이 안 빠져'라고 말하기도 하고, 다른 어떤 분은 농담 반 진담 반으로, '난 물만 먹는 데도 살이 쪄'라고 말하기도 한다.

하지만 이런 분들도 실제로 입에 들어가는 모든 음식들과 양을 낱낱이 기록해보면 정말 경악을 금치 못할 것이다. 아니 땐 굴뚝에 연기날 리 없다. 원인이 있기 때문에 결과가 있는 것이다. 그 원인을 명확하게 파악하는 방법은 식단일지 작성에 있다. 식단일지를 적나라하게 적어 보면 본인이 섭취한 음식물들을 제대로 알 수 있다.

다음은 일주일 동안 식단일지를 작성한 필자의 이야기다.

2016년 3월 건강보험공단에서 운영하는 '건강인' 프로그램을 이용할 때였다. 정확한 영양분석과 상담을 위해 일주일 동안 내가 먹었던 음식들을 모두 기록하는 식단일지 작성이 있었다.

하루에 내 입으로 들어가는 것들을 모두 기록해야 된다. 식사는 기본이고, 물, 간식, 과일, 커피까지 모두 기록해야 한다.

먹는량도 정량적으로 적어야 한다. 밥은 공기밥 기준으로 얼마만큼 먹었는지, 빵은 어떤 종류의 빵을 어느 정도 크기에 얼마만큼 먹었는지, 과일로 사과를 먹었다면 어느 정도 크기에 얼마만큼 먹었는지, 커피는 어떤 커피를 얼마만큼 먹었는지 등으로 말이다.

이때까지 먹을 때 한번도 기록해보지도 않았는데 직접해보니 내가 먹는량과 종류는 생각보다 많았다. 일주일 동안 평소 나의 식습관 그대로 먹었던 것을 빠짐없이 적어서 제출했다.

2주 뒤 영양분석 상담을 했는데 결과를 듣고 심한 충격을 받았다. 평소에 내가 하루에 먹는 식사량이 활동량에 비해 적게 먹고 있다고 생각했었다. 하지만 결과는 무려 500 칼로리나 더 섭취하고 있었다. 그리고 칼로리보다 더 중요한 것이 각 영양소별 섭취비율이다.

영양사의 조언에 따르면, 영양소별 균형이 맞는 상태에서 함께 늘거나 함께 줄거나 하면 몸에 미치는 영향은 적으나, 영양소별 균형이 무너진 상태에서는 각 영양소별로 차이나는 만큼 몸에 미치는 영향은 크다고 했다.

영양소의 권장 섭취율을 100%으로 했을 때 나의 영양분석 결과는 탄수화물 129%, 단백질 77%, 지방 130%이었다. 탄수화물과 단백질의 차이는 52%, 지방과 단백질의 차이는 53%다. 둘다 무려 50%가 넘게 차이가 난다. 시급히 탄수화물과 지방을 줄이고 단백질을 늘려야 한다.

이때 내가 한 것이 탄수화물과 지방의 섭취를 줄이기 위해 2/3 공기 밥먹기, 과일섭취 절반으로 줄이기, 기름에 튀긴 음식과 패스트푸드 자제였다. 그리고 부족한 단백질 섭취를 늘리기 위해 식사 시 육류 섭취를 늘리고, 부족하면 보관과 섭취가 용이한 하루견과와 구운 계란을 챙겨 먹었다.

소금은 권장량에 비해 2배나 많게 섭취하고 있었고, 수분은 권장량에 비해 1L나 부족했었다. 해결책으로 국은 건데기만 먹고, 염장 식품의 섭취량을 절반으로 줄였다.

부족한 수분은 800ml 물병을 사서 오전에 한번, 오후에 한번 마셨다. 평소에 수분섭취의 중요성을 알고 있어서 머그컵으로 나름 자주 마셨다. 그러나 머그컵이다 보니 몇 잔 마신 건지 헷갈릴 때도 많았고, 컵에 담은 물량도 정확하지 않았다. 하지만 800ml 물병을 사서 마시니 이러한 고민이 한번에 해결했다. 마시는 횟수도 심플해졌다. 오전에 한번, 오후에 한번. 마시는 양도 정확하다. 1600ml. 아침, 저녁으로 마시는 량까지 고려하면 하루 필요한 수분 섭취량을 맞출 수 있었다.

이렇게 직접 내 입으로 들어가는 일거수 일투족을 기록해봐야 비로서 진실과 대면할 수 있는 것이다.

다섯번째 – 매월 1일은 바디사진 찍기

매월 1일은 본인의 바디사진을 찍어 보자. 시간이 지날수록 자신의 바다라인이 변화되는 모습을 기록으로 남겨 보자. 한 달의 차이는 크지 않겠지만 몇 달 지난 사진과 비교하면 한눈에 변화된 모습을 실감할 수 있을 것이다. 이러한 긍정적인 변화가 뿌듯함을 불러 일으키게 되고 다음 달 찍을 사진에 조금 더 나은 바디라인을 위해서 하루하루 꾸준히 운동과 올바른 식습관을 병행하게 된다.

내친 김에 조금 더 발전적인 계획을 추가해 보자. 바로 1년 뒤에 스튜디오에서 바디 프로필 사진 찍기.

몸짱은 안될 수도 있지만 꾸준한 운동과 올바른 식습관이 동반된다면 주위 사람들이 '몸 좋다!'라고 말하는 정도는 충분히 가능하다.

나를 위한 투자는 충분한 값어치를 한다. 나를 위한 투자, 그 중에서도 내 몸을 위한 투자가 먼저다. 내 몸을 위한 투자는 손실이 없고, 수익은 높기 때문이다. 그래서 내 몸을 위한 투자가 최고의 재테크다.

그리고 내 한 몸 제대로 다스리지도 못하는 사람은 그 무엇도 제대로 할 수가 없다.

여섯번째 – 정기적인 체력측정 하기, '국민체력 100 활용'

체육진흥공단에서 실시하는 체력측정 시스템인 '국민체력 100'을 활용해 자신의 체력을 주기적으로 측정해 보자. 8주 간격으로 측정할 수 있고, 운동처방사가 측정 결과를 바탕으로 자세한 상담과 운동 처방도 해준다.

자신의 근력, 근지구력, 심폐지구력, 유연성, 민첩성, 순발력이 수치로 나타난다. 코어운동을 지속적으로 하게 되면 어떠한 부분들이 좋아지는지 한눈에 확인해 볼 수 있다. 사람마다 조금씩 차이는 있겠지만 전반적으로 모든 부분에서 꾸준한 성장이 있을 것이다.

규칙적인 코어운동을 통해 지난번 측정결과보다 발전된 측정 결과표를 보는 뿌듯함이란 뭐라 말로 설명할 수가 없다. 이 기분을 독자들도 꼭 느껴보길 바란다. 이런 긍정적인 결과 때문에 코어운동을 지속적으로 할 수 있게 된다.

체력측정을 8주 간격으로 주기적으로 할 수 있기 때문에 보다 쉽게 체력을 관리할 수 있다. 그래서 정기적인 체력측정도 코어운동을 꾸준히 하게 만들어 준다.

일곱번째 – 정기적인 대사증후군 검사하기

보건소에는 진행하는 프로그램 중에 '대사증후군 검사'가 있다. 몇 주 전에 신청하여 대사증후군 검사를 하면, 바로 그 자리에서 혈압, 혈당 수치, 고밀도 콜레스테롤 수치, 저밀도 콜레스테롤 수치, 중성지방 수치 등을 알 수 있다. 그리고 인바디 검사를 통해 체질량, 근육량, 체지방량 등도 파악할 수 있다.

대사증후군 검사 결과를 바탕으로 영양사와 운동처방사가 자세한 상담과 처방도 해 준다. 대사증후군이 심각한 상태라면 보건소에서 주기적으로 관리까지 해 준다. 그리고 이 모든 것이 무료이다.

대사증후군 검사는 보건소에서 6개월 단위로 주기적으로 검사할 수 있다. 보건소를 건강관리 도우미 중의 하나로써 적극 활용해 보자.

몸 건강상태를 나타내는 다양한 '건강수치들'을 생각노트의 한 부분에 기록하자. 노트에 측정날짜, 체중, 허리둘레, 혈압, 혈당, 총 콜레스테롤, HDL, LDL, 중성지방, 근육량, 체지방량을 적는다.

건강수치들을 주기적으로 측정해 보자. 각종 건강수치들을 관심있게 눈여겨보고 개선이 되도록 노력해 보자. 규칙적인 코어운동과 올바른 식습관은 각종 건강수치들을 보다 건강하게 만들어 줄 것이다.

정기적인 대사증후군 검사로 본인의 건강수치들을 객관적으로 확인할 수 있다. 그래서 정기적인 대사증후군 검사도 코어운동을 꾸준히 하게 만드는 동기를 부여해 준다.

에필로그

Why Not Now?
Do It Now!

Just Do It!

유명한 나이키 광고문구다. 실천을 강조하는 데 이 말만큼 간단하면서 강한 행동을 유발 시키는 말은 없는 것 같다.

직장인들이 처한 건강의 위험 신호들, 그리고 앞으로 다가오는 120세 시대.

이대로는 안 된다. 이제는 변해야 한다. 이제는 판을 바꾸어야 한다. 기존 습관은 버리고 새로운 습관을 들여야 한다.

새로운 습관의 첫번째는 규칙적인 운동이다. 세상에서 단기간에 자신을 변화시킬 수 있는 가장 확실하고 효과있는 방법이 운동이기 때문이다. 규칙적으로 운동을 하면 몸과 마음이 건강해진다. 스트레스가 해소된다. 뇌가 활성화 된다. 에너지가 생긴다. 자존감이 높아진다. 자신감이

상승한다. 열정이 강해진다. 면역력도 높아진다.

지금부터 운동은 가장 중요하며, 긴급하다고 생각해야 한다. 그래서 운동은 하루에 먼저 하는 것으로 만들어야 한다. 그러면 운동은 일상이 된다. 운동이 생활화되는 것이다.

운동으로 하루를 시작하자. 잠자리에 일어나 하루를 시작하는 첫번째로 운동을 해보자. 몸이 바로서면 마음도 바로 선다.

무엇보다 실천이 중요하다

아무리 좋은 책이고, 아무리 좋은 내용이라도 내가 하지 않으면 말짱 도루묵이다. 실천해서 자기 것으로 만들지 않는 이상 수박 겉핥기에 불과하다. 시간과 돈을 낭비한 것이다. 해볼만한 가치가 있다고 생각되는 것들은 무엇이든 일단 해보고 판단해야 한다. 그래야 정확한 판단을 내릴 수 있는 것이다.

이 세상은 실천하는 사람들에게 문이 활짝 열려있다. 나이든, 학벌이든, 열악한 환경이든 상관없다. 실천하는 사람들을 크게 미소 지으며 반긴다. 하지만 실천하지 않는 사람들에게는 그 어떠한 가치 있는 것이라도 문은 굳게 닫혀있다.

'자기로부터 나온 나만의 이야기가 아니면 어떤 것도 완벽하지 않습니다.'

- 최진석 교수(서강대 철학과)

완벽해질려면, 내 것이 될려면 내가 직접 해봐야 한다. 고정주영 회장의 어록으로 유명한 '이봐, 해 봤어?'도 실천을 강조한 말이다.

15분 기적의 코어운동이 얼마나 좋은지, 얼마나 하기 쉬운지, 얼마나 효과가 많은지. 머리로는 충분히 공감했다. 이제는 피부로 직접 느낄 차례다. 두 번 생각하지도 말고, 바로 이 자리에서 코어운동을 해보자.

Do It Now!

정말 눈 감고 딱 일주일만 해보자. 그러면 독자들도 코어운동의 매력에 빠져 일주일이 아니라 나처럼 꾸준하게 할 것이다.

감사의 글

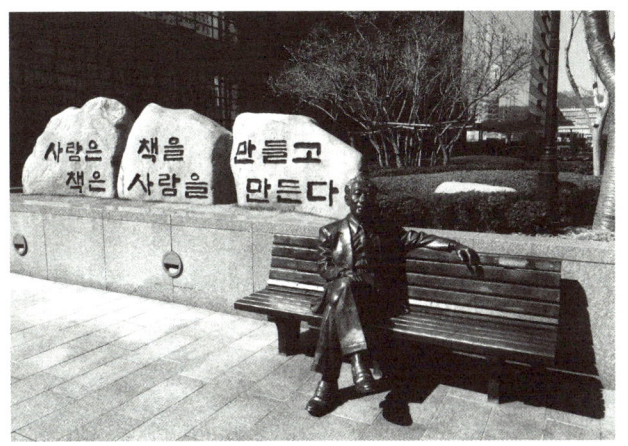

"사람은 책을 만들고 책은 사람을 만든다."

먼저, 이 책을 쓸 수 있었던 것은 바로 책과 책을 쓴 많은 작가분들이 있었기 때문입니다. 제가 읽었던 수많은 책들의 작가님들에게 진심으로 감사의 말씀을 올립니다.

자존감이 높은 아이로, 학생으로, 사회인으로 키워 주신 부모님께 깊이 감사드립니다. 여든을 바라보는 연세에도 불구하고 근면하시고 봉사하시는 모습은 저에게 깊은 울림을 주고 있습니다. '자식은 부모의 그림자를 보고 자란다'는 말처럼, 늘 한결같은 모습을 보여주시는 부모님이 계시기에 저 또한 부모님을 닮아가고, 저의 자식들도 저를 닮아감에 믿어 의심치 않습니다. 먼저 앞서서 귀감을 보여주신 나의 아버지 이원희님, 나의 어머니 진일상님, 세상 그 누구보다 존경하고 사랑합니다.

5남매 중의 막내를 아낌없이 사랑해주고 이끌어 준 큰누나, 큰형, 작은누나, 작은형 고맙습니다. 일곱 식구가 사는 작은 울타리는 저에게 작은 사회였고 그 속에서 많은 것을 보고, 듣고, 깨달았습니다. 일곱 식구는 현재 저를 있게 한 가장 큰 원동력이었습니다.

오직 나만 보고, 믿고 결혼해 준 나의 아내 혜주, 언제나 나에게 큰 기쁨과 행복을 주는 두 아들 동해, 동진이, 부모의 내리사랑을 끊임없이 보여주시는 장인어른, 장모님, 그리고 언제나 든든한 지원군 처제, 모두 고맙습니다.

천방지축 뛰어놀던 것만 좋아하던 저를 학업의 길로 안내해준 초등학교 6학년 유귀숙 선생님, 감사합니다. 선생님 덕분에 제가 책을 가까이

하게 되었고, 올바른 인품을 가진 사회인으로 성장할 수 있었습니다. 졸업식 때 선생님께서 '갈매기의 꿈'의 한 구절을 칠판에 적어주셨지요.

"가장 높이 나는 새가 가장 멀리 본다"

'멀리 내다보고, 자신만의 꿈과 이상을 간직하며 살아가라'는 말씀은 아직도 귓가에 생생합니다.

친구 - 가깝게 오래 사귄 사람. 친구의 사전적 정의가 제일 잘 맞는 나의 고등학교 친구들 : 재형, 인찬, 호경, 종진, 호주, 규성, 무용, 성로, 종석, 진우, 동우, 세종, 기영, 남수, 남섭, 지환, 상민, 경민, 상엽, 지수야 고마워.

대학교 시절, 토목공학과 동기, 선후배님들 감사합니다. 과 MT, 대학교 축제의 꽃인 주막, 공대 체육대회, 그리고 삼삼오오 잔디밭에 앉아 마신 막걸리. 함께 할 때마다 늘 '토쟁이의 끈끈함'을 느낄 수 있었습니다.

저의 대학생활의 유일한 활력소, 테니스 동아리(KUTC) 동기, 형들, 누나들, 동생들 고맙습니다. 동아리 활동을 통해 처음 배워본 테니스. 좋은 사람들과 함께하는 운동이어서 더 테니스의 매력에 흠뻑 빠지고 좋아했던 것 같습니다. 대학교 캠퍼스 주변을 달리며 "KUTC"를 외치고, 특히 도서관 주변을 달릴 때는 공부하는 형들, 누나들 들으라고 더 크게 외쳤지요. 한여름 땡볕 아래에서 2주간 실시하는 하계 강습회, 지리산 종주, 국립대 교류전, 복현배 테니스대회, 예술제의 행사가 아직도 기억에 많이 남습니다.

ROTC 동기, 선후배님들 감사합니다.

대학교 3학년, 4학년은 학업과 군사교육을 동시에 해야 하기에 힘든 적도 많았습니다. 하지만 그럴 때마다 함께했던 동기들과 앞에서 이끌어주시던 선배님들, 제가 선배가 되었을 때는 내가 이끌어 주고, 모범을 보여줘야 했던 후배들이 있었기 때문에 잘 극복했던 것 같습니다.

대한민국 해병대의 자부심과 긍지를 심어준 여러 해병인들에게 감사합니다.

짧은 군복무 기간이였지만 소대장, 대대참모, 중대장을 두루 거치면서 만난 해병인들과의 관계 속에서 정말 많은 것을 보고, 느끼고, 경험할 수 있었습니다. 머리에는 팔각모를 쓰고, 가슴에는 빨간명찰을 달고 생활한 해병대 군복무는 저에게 있어서 매우 값진 시간들이였습니다.

78년의 역사와 전통을 간직한 회사, 풍요로운 삶의 가치를 창출하는 회사인 대림산업의 직원인 게 참 자랑스럽습니다. 이란, 사우디, 쿠웨이트 등의 해외 현장에서 그리고 본사에서 많은 도움을 주신 여러 임직원 분들 고맙습니다.

끝으로, 저의 출판기획서를 보시고 적극적으로 관심을 가져 주시고, 흥쾌히 출판해 주신 (주)글로벌콘텐츠출판그룹 홍정표 대표님과 졸작을 멋있게 편집해주신 김미미 이사님께 감사드립니다.

이렇게 많은 분들의 관심과 격려가 있었기에 현재의 이규하가 있는 것입니다. 저의 신조인 '일신우일신(日新又日新)'으로 매일 성장하는 삶을 살아가는 이규하가 되도록 앞으로도 혼신을 다하겠습니다.
다시 한 번 더, 저를 아는 모든 분들에게 진심으로 고마움과 감사의 마음을 전합니다.
감사합니다.

2017년 7월 5일
이규하

지은이 이 규 하

경북대학교 토목공학과 재학시절, 학군단(ROTC) 생활을 했다. 졸업하면 육군 장교로 임관이 된다. 하지만 해병대의 강인함에 매료되어 해병대 장교로 지원해 2년간 해병대 장교로서 군 복무를 했다. 해병대 중대원들과 함께한 '중대구보 12km'가 계기가 되어 전역 후 하프 마라톤, 풀코스 마라톤을 완주했다.

2010년 7월 11일에는 제주국제 Ironman 대회(수영 3.8km+사이클 180.2km+마라톤 42.195km=226.195km)에서 10시간 41분 11초로 완주하여 30대 전반 국내 6위, 세계 18위의 성적으로 철인이 되었다.

그러나 결혼과 육아로 운동과 점점 멀어진 삶을 살았던 2010년 11월 ~ 2013년 7월, 근 3년 동안 저자의 체중은 무려 14kg이나 증가하였고, 복부비만과 고혈압 그리고 고지혈증이 찾아왔다.
이 책은 평범한 직장인이 지난 4년 동안 저자의 건강을 되찾기 위한 고군분투의 결과물이다.

저자는 현재 81년 역사와 전통을 자랑하는 대한민국 대표 건설사, 대림산업 플랜트토목팀 16년차 엔지니어이자 토질 및 기초 기술사다.
e-mail : tftank@naver.com